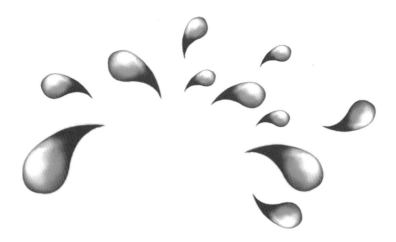

U0084589

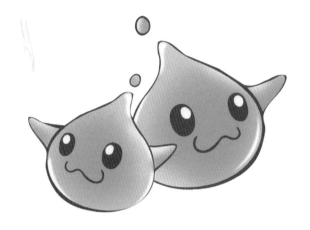

健康離子水
水素水

張明玉　主編

引 言

　　「美魔女」一詞，是日本人創造出來的，第一次出現是在2009年8月光文社所發行的《美STORY》雜誌上，隨即風靡全球，變成東西方共同使用「世界語」。

　　「美魔女」一般是指：超過35歲的女性，外表依舊美艷動人的熟女。然而日文的原意更加到味，它指的是：女性超過35歲之後，仍然才貌兼備，就像女巫一般施展魔法，使自己看起來仍然年輕美麗動人！

　　就因為有女巫的魔法，而且還不止臉蛋漂亮、還要有才華，才稱得上是貨真價實的「美魔女」。如此的區分之下，除了藝術家、各種運動明星外，最多也最讓我們熟悉的，可能就是演藝界的女明星了，雖誰王牌女星靠的是演技，可說白了，除了演技之外，最重要的還是臉蛋，一張永不褪色，保養得宜的美顏，絕對是人人喜愛的對象，也是

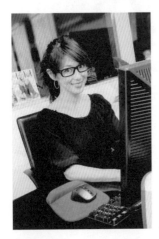

山田佳子，1966 年出生

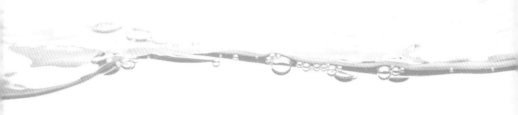

追星一族們追捧在「女王寶座」旁，矢志不渝的保證。

眾所皆知的志玲姐姐〈1974年〉，就是台灣第一美魔女，另外還有我們熟悉的林心如〈1976年〉，徐若瑄〈1975年〉以及蔡依林〈1980年〉等等，而在日本除了大名鼎鼎的女企業家CEO山田佳子〈1966年〉外，在演藝界更是美魔女的天下，像失樂園的黑木瞳〈1960年〉女王教室的天海祐希〈1967年〉，庶務二課江角真紀子〈1966年〉，家政婦女王的松嶋菜菜子〈1973年〉，派遣女醫的米倉涼子〈1975年〉，極道鮮師的仲間由紀惠〈1979年〉以及歌姬安室奈美惠〈1977年〉，看看這些熟女的精彩人生，真叫人不把年紀當成一回事了！

最後，還要介紹一個真正的「不老妖姬」，她不但出過寫真集，也得過日本最具代表性的藍絲帶賞最佳女配角，日本電影影評人大獎最佳女主角。這位就是1952年出生的風吹純，當有人問她不老有什麼秘訣時，她笑著說，除了愉快的心情以及基本保養之外，她隨身都帶著鹼性離子水，每天都少不了它，隨時隨地補充水分。

她說：體內只要不缺少水分，肌膚就能保持滋潤狀態，因為鹼性離子水，水分子小富含豐富礦物質更容易為身體吸收。

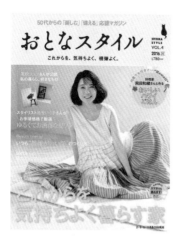

風吹純，1952 年出生

　　那麼，什麼是「鹼性離子水」？電解時，讓水分子還原，這時飲用端的電極就會產生氫氣，讓水成為鹼性。此含有氫分子的水〈鹼性離子水〉，就是目前眾所皆知「水素水」，也就是「氫水」中文就叫他「富氫水」了。

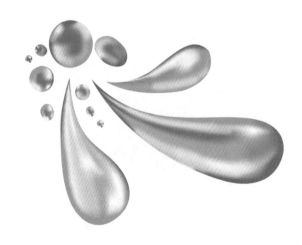

序 文

　　從上個世紀以來，地球的環境由於人類文明的進程，大肆被人類恣意破壞，最嚴重的莫過於水的污染。養殖業與工廠排出的廢水，使我們的生活周遭盡是有毒的水，進而人類也自食惡果——將健康的身體變成各種病痛的身體……

　　現代可以說是疾病氾濫的典型時代，什麼難病、奇病、不治之症……等，這些疾病到處氾濫，儘管醫學日新月異的發達，卻無法找到克服的方法，這是目前的情況。

　　我們之所以認為無法克服這些疾病，是因為我們對疾病的想法，在根本上產生了錯誤，因此才會有這種觀念。因此，治療方法也朝錯誤的方向前進，如果任其發展下去，難病、奇病、不治之症等會腐蝕現代人，甚至還會產生新的疾病。

　　當然奇奇怪怪的病產生了，藥商也會推出一些奇奇怪怪的新藥來對應，能不能治病是一回事，你吃藥、他賺足了鈔票，皆大歡喜？

　　如果說現代人在人類歷史上，最常與糖尿病、高血壓、肝臟病、癌症等結下不解之緣，這話一點也不誇大。即使有的人不曾

罹患這些成人病，卻多多少少有某種程度的疾病。

最大的原因，莫過於飽食，又缺乏運動。過度飽食的傾向並不是在美食時代來臨以後才出現的，其實很久以前，就已經有跡可尋了。

而更妙的是，現代人不去運動卻喜歡吃各種藥來替代，因此各種健康食品、維生素氾濫成災，有人一餐要吞18顆，一天下來、一月下來，成績可觀！可憐他的胃腸、他的肝與他的腎，老是有做不完的工……

其實，水是最好的藥，就如同日本研究水的權威林秀光博士所說：「把水改為良好水質，就能避免癌症以及其他疾病。」因此與其猛吞健康小藥丸，不如改喝好水。

日文的「水素水」就是中文的「氫水」也就是「富氫水」，說它是21世紀的水革命，也不為過。水本來就是生命的泉源，而富氫水更是現代人健康的新選擇！

換言之，水素水（富氫水）能調解身體功能，使之平衡，並維持健康。當細胞的功能降低時，也就是發生疾病之前，能展開促進細胞分裂，以健康的細胞取而代之的活動。這意謂著在疾病的預防方面，也能夠積極的發揮力量。

不過，以健康的維持和疾病的預防為目的時，其效果是十分「個人化」的，希望各位能夠了解這一點。如果覺得身體某個部位不舒服時，要重視並諮詢專業醫生，進行改善。但是，所謂的

健康，情況會因人而異，每個人生命的能量都會有各別的差異，對於健康狀態到底有何程度的了解，也會各有不同。

在此試舉一些水素水（富氫水）體驗者自覺到的健康狀態。飲用水素水，能夠使生命能量旺盛，能夠使體質改變，而有效發揮生命能量的證明。

1・唾液豐富。

2・快眠、早晨醒來時、覺得神清氣爽。

3・疲勞感減少。

4・肌膚產生光澤。

5・宿便的現象減少，便秘消除。

6・肥胖的現象得以改善。

7・肌肉不再疼痛。

8・身體各方面感覺良好。

9・少感冒，免疫力提高。

10・心情不再低落，有活力。

至於其他「高級症狀」，請參改本書以及附錄的研究論文。相信您就會一目瞭然了。

目　錄

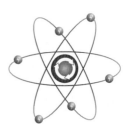

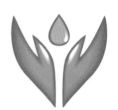

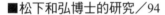
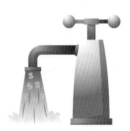

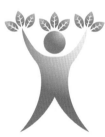

1.
Chapter

水是生命的源頭

海洋是生命的搖籃

　　人類居住的地球，到處都存在著生命。從大洋深處到廣闊的海洋表面，從幽深的山谷到高聳的山頂，到處都有生物活動。目前，已知全球有動物150萬種，植物50萬種，其中海洋裡就有動物18萬種，植物2萬種，種類繁多的生物起源於何處呢？科學家一致認為，它們起源於海洋。

　　日本學者江上研究比較了海水與生命的元素組成，發現從高級動物到微生物，都含有鐵、鋁、鋅、銅、釩和錳等六種特徵元素，而這些正是海洋中最多的遷移元素，由此可知海洋與生命的關係非常密切。

　　恩格斯說：「生命是蛋白體存在形式。」蛋白體由30多種氨基酸和核酸組成，這些物質在酶的催化作用下形成生命。

　　那麼，海洋中的氨基酸是從哪裡來的呢？是海洋本身就具有的，還是從別的什麼地方來的呢？如果原始海洋裡的各種元素合成了氨基酸，那就可以認為地球上的生命，確確實實是從海洋中誕生的。

近來，天文學家在宇宙塵埃中發現了大量的有機分子；在隕石中還找到了多種氨基酸，這些物質大部分墜入海洋，在海水和陽光的作用下，經過長期演化，在海洋中形成了最初的生命。

在25億年以前，地球表面絕大部分是深淺不一的廣闊海洋，而陸地的面積很有限，這時在海洋中形成了一種類似蛋白質的有機質，慢慢形成為最原始的生命體。到了大約距今6億年以前，地質史上的元古代，海水裡的生命活動明顯地加強了，除單細胞生物外，已有藻類、海綿類等多細胞生物出現了。

到了距今約6～2.5億年前的古生代，海水裡出現了許許多多的動物，如三葉蟲、珊瑚等。在古生代的中期，出現了脊椎動物——魚類；到後期，魚類逐漸演化成兩棲類動物，並從海洋向陸地發展，陸地上的動物也隨後得到發展，直至進化到今天的規模。因此，人們認為生命起源於海洋，海洋是生命的搖籃。

地球以外其他星球有水嗎？

日常生活中，我們都早已習慣使用大量的水。因此大家對於地球擁有豐富的水資源都認為是理所當然的，但仔細想想，這真

是一個奇蹟。

水在0℃時會結成冰（固體），在100℃以上時則會變成水蒸氣（氣體），條件是必須在同一氣壓的情況下。也就是說，水存在於0到100℃之間。

以整個宇宙為例，最低溫度可低至零下273℃（沒有任何溫度低於它），高溫則高達數千億℃，甚至於數兆℃，溫差範圍非常大。

地球的氣溫恰好是水能以液態存在的溫度範圍（0到100℃之間）。截至目前為止，我們所觀測到地球上的氣溫，最高溫為58.8℃，最低溫則為零下88.3℃。

沒有水也沒有冰

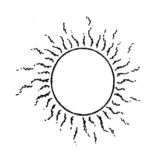

金星
500℃

冰

火星
-40℃

有水也有冰

地球
58.8℃∫-88.3℃

水在0℃∫100℃時能維持水的狀態。

　　地球之所以能保持水能存在的溫度，關鍵在於地球與太陽的距離適中。而距離太陽較近的金星，平均氣溫為500℃，這種溫度連水蒸氣都無法存在。此外，距離太陽較遠的火星，其平均溫度為零下40℃，水全都會結成冰（固體）。太陽系中幾乎找不到一個能與地球相較的星球。

　　銀河系中有一千億到二千億個星球，實際情況不得而知，或許真有其他有水的星球吧！

我們平常到底使用了多少水呢？

　　據說地球上有十四億立方公里的水，分為海水、淡水（不含鹽分的水）、冰、水蒸氣等。如果將此水量平攤在地球表面，厚度大約可達二千七百公尺。這麼一來，低於這種高度的山，可能都會沉入水中了。

　　雖然地球上的水資源這麼豐富，但可供我們日常生活使用的水（淡水）卻不多。

　　地球表面被水覆蓋，因此有「水的行星」之稱。即使擁有如此豐富的水資源，但其中海水就佔了98％，可使用的淡水只佔

2%而已，而且大多是位於南北極的冰山。

　　水在日常生活中的用途非常多，例如：飲用、洗滌、種植稻米以及各種果物，還有工業用水……等，大約佔全部水量的0.04%。水對我們真的非常重要，大家應該更重視水資源才對！

　　佔總水量98%的海水承受太陽的熱，變成水蒸氣蒸發，在大氣中被吸收。大氣中的水分會形成雲，凝結成雨降落到地表，變成地下水流入河川或湖中。當然，最後也會流入海中，再度變成海水……水就是以這樣的方式來循環的！

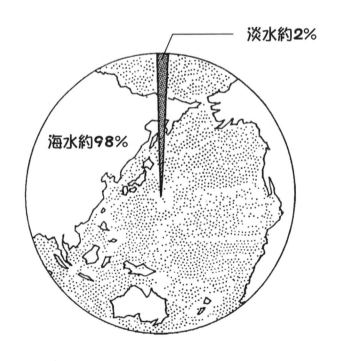

淡水約2%

海水約98%

一般成人每天需要多少水？

　　因為年齡與性別的關係，每人每天為維持生命所需的水量不同。那麼，成人男子一天到底需要多少水量呢？

　　有些遇到山難的人，雖然沒有食物，但靠著融化的雪水卻能維持生命，以等待他人的救援。水對人類維持生命的作用真的是非常重要。

　　人即使沒有食物，只要能攝取水分，還是能夠存活十幾天。時間長短當然因人而異，但你又是如何呢？根據以往的紀錄，曾有人存活一個月。

　　這就說明了──人體主要是以水為材料製造出來的，水是維持生命不可缺的東西。

　　血液中含有最多的水分，約有80％。肌肉約75％，皮膚約70％，看起來似乎不含水分的毛髮，事實上也含有13％的水分。平均來說，身體內有70％都是水。如果把身體中的水分擠光，那麼整個身體就會變成像魷魚乾似的。

　　每天人體藉排尿等作用所排出體內的水分約2～3公升，因

此，我們只要能充分補充流失的水分，就能經常保持體內的平衡。水的平衡就是平衡健康的基礎。

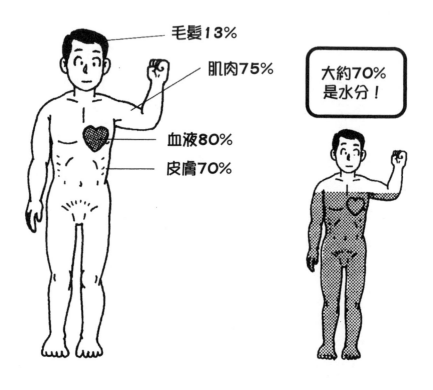

毛髮13%
肌肉75%
血液80%
皮膚70%

大約70%
是水分！

Water水

1・水的單位

　　微米（Micrometre μm，讀作（miu），微米，長度單位－）是長度單位，符號 μm。1微米相當於1米的一百萬分之一（10^{-6}，此即為「微」的字義）。此外，在ISO 2955的國際標準中，「u」已經被接納為一個代替「μ」來代表10^{-6}的國際單位制符號。微米是紅外線波長、細胞大小、細菌大小等的數量級。

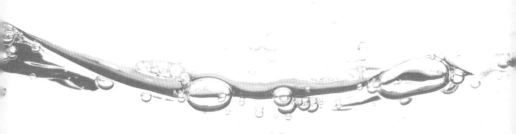

2・生物系統的pH值

生物系統中的pH值	
組織或物質	pH值
胃酸	1
溶酶體	4.5
嗜鉻細胞顆粒	5.5
人類皮膚	5.5
尿	6.0
37℃下的純水	6.81
細胞質	7.2
腦脊液（CSF）	7.5
血液	7.34～7.45
線粒體基質	8.0
胰腺分泌物	8.1

3‧何謂水的pH值？

pH值是利用氫離子濃度來顯示水的酸性‧中性‧鹼性的數值。眾所周知pH值為7時表示中性，比這數值更大為鹼性，比這數值小就是酸性。

當河川或湖泊極端酸性化（酸性湖）的時候，水變得非常清澄，但卻是沒有一隻魚或蟲的死水。河川或湖泊的水出現強鹼性，則表示附近可能有排出強鹼性廢水的工廠，或是受到礦山、溫泉等的影響。

簡單的測試，可利用測試包法的試劑，使用之後會因pH值的變化而變色的酸鹼指示劑。

4‧水的種類

——根據水質的不同，可以分為：

■ 軟水：含鈉離子、鉀離子（鹼金屬），硬度低於8度的水
　　　　為軟水。

■ 硬水：含鎂離子、鈣離子（鹼土金屬），硬度高於8度的
　　　　水為硬水。硬水會影響洗滌劑的效果，硬水加熱會
　　　　有較多的水垢。

——根據氯化鈉的含量，可以分為：淡水、鹹水。

——此外還有：生物水，在各種生命體系中存在的不同狀態的水，天然水，土壤水：貯存於土壤內的水，地下水：貯存於地下的水，超純水：純度極高的水，多用於集成電路工業，結晶水：又稱水合水。在結晶物質中，以化學鍵力與離子或分子相結合的、數量一定的水分子。重水的化學分子式為D_2O，每個重水分子由兩個氘原子和一個氧原子構成。重水在天然水中占不到萬分之二，通過電解水得到的重水比重金昂貴。重水可以用來做原子反應爐的減速劑和載熱劑。

5·水的溶解度

對於大部分物質，它們能在水中溶解的質量是有限度的。這種限度叫做溶解度。有些物質可以和水以任意比例互溶，如乙醇，但絕大多數物質在達到溶解度時，就不再溶解。會形成沉澱或者放出氣體，這種現象叫做析出。

還有一種特殊的狀態，叫做膠體。膠體中，粒子的大小在100nm左右，由於電荷的作用不沉澱，懸浮在溶液中。牛奶是一種常見的膠體.

6・水分子

一、NMR奈米水分子

通常水團簇大小多半之「實驗證明」大多是以「NMR測試值」來實施，這個測試值指的是核磁共振半高寬（Full－Width Half－Maximum,FWHM），好的水（π水或日本長壽村的水）分子團較小，其半高寬比較小（約50Hz），自來水的分子團較大，半高寬則比較大（約120Hz）。

其實在科學文獻上並沒有可信的證據證明這個半高寬和分子團大小有關，工研院能資所節水團的研究倒是指出π水和自來水的核磁共振半高寬幾乎相同。因此如果測得水樣之半高寬比電解前小，則表示水分子團已經變小。

二、水素水（Hydrogen Water）

水素水是直接使用了日語原名。因日語中「水素」的意思是「氫」，所以，也有人稱之為「氫水」，國內又叫「富氫水」。對於水素水的研究熱始於2007在《自然醫學》第一篇氫氣生物學論文開始，常識告訴我們氫氣是不溶於水的。在中學關於製備氫氣的化學實驗中，我們就採用排水發收集氫氣，其主要原因是考

慮到氫氣是不溶於水。實際上，氫氣並不是不能溶解與水，只是溶解度確實比較低。

　　如何提升並保持飽和氫氣水的濃度及穩定性，才是氫氣醫學應用上的科研難題。國內奈米氣液混合技術的發明攻克了氫氣難溶於水的科學難題，採用物理方法讓水均勻包裹氫分子，促使氫氣和水達成穩定結合。它具有氫氣濃度高，穩定性能好等特點。

水是一切生命之源

　　水是人體生命活動中必不可少的重要物質，機體組織的65％左右由水組成，血液的80％是水。水是許多物質的溶劑，在整個生命過程中，水總是川流不息地循環於全身，把生命所必需的各種營養物質如氨基酸、葡萄糖、脂類、維生素、各種激素、酶及氧等，輸送到全身，供應各種細胞組織，同時也帶走許多代謝廢物及人體垃圾，如二氧化碳、尿素、尿酸、肌酐等，經肺臟和腎臟等排出。

　　水還起調節體溫的作用，只有通過汗腺不自覺水分蒸發等，帶走熱量，才能使人體體溫一直保持在37℃左右。水還能潤滑組

織細胞，眼眶內的水分可潤滑眼球，唾液與胃液可以幫助吞咽和消化食物，肺部濕潤有水分，才能呼吸，關節腔內有水分，人才能活動自如。

水、空氣、食物

水和空氣、食物一樣是生命活動中不可缺少的物質，如果一個人出汗過多，或由於腹瀉等引起失水，就會感到頭暈、乏力、口乾，甚至出現因脫水而引起的昏厥等；如果人體缺水，會因自身產生的廢物而中毒。當腎排泄尿酸時，代謝物質必須溶於水中。如果人體沒有足夠的水分，廢物及人體垃圾便不會有效地被排泄掉，某些物質還會積聚起來形成腎結石。由此可見，水對維護人的生命起著非常重要的作用。

生活污水、工業廢水時刻威脅著飲用水的安全。儘管人們普遍飲用的是經過處理後的自來水，但水的來源是水庫、江河或溪水，隨著工業的發展，水源難保清淨，雖然經過處理，但仍會有污物殘留在其中，在儲備、輸送過程中還會產生新的污染。各種無機有毒物質、有機有毒物質、需氧污染物質、植物營養素、放

射性物質，以及病源微生物等，也會隨著飲用水污染傷害著我們的身體。

　　水污染主要是由生活污水和工業廢水所造成。

　　生活污水，食品加工和造紙等工業的廢水中，富含碳水化合物、蛋白質、油脂、木質素等有機物質，它們以懸浮或溶解狀態存在於污水中，通過微生物作用而分解，在分解過程中需要消耗氧，稱為需氧污染物。

　　這類污染物若排入水體（河川等）過多，會造成水中溶解氧的減少，直接影響了魚類和其他水生生物的生長。當水中溶解氧耗盡後，有機物將進行厭氧分解而產生硫化氫、氨等有難聞氣味的物質，使水質發黑變臭。

　　生活污水，食品、加工和造紙等工業的廢水中，常含有一定量的磷和氮等植物營養素；施用磷肥、氮肥的農田水以及洗滌劑污水中，也含有大量的磷和氮，這些物質都可引起水源富營養化，使藻類和其他浮游生物大量繁殖，它們死亡後被需氧微生物分解，消耗水中溶解氧，或被厭氧微生物分解，不斷產生硫化氫等氣體，這兩方面都會使水質更加惡化。

水質好壞與健康長壽有著密切關係

　　當被化學毒物污染的水被人體飲用後，能引起急、慢性中毒，長期飲用低濃度含酚水，能引起頭昏、失眠、貧血、記憶力減退、皮疹、瘙癢等慢性中毒症狀。

　　長期飲用被氰化物污染的地面水，人們就會出現頭痛、頭暈、心悸等神經細胞退行性變化的中毒症狀。如果水質被砷、鉻、鎳、苯胺及其他多環芳烴等污染，長期飲用含有這類物質的水，就可能誘發癌症。如果水質被病源微生物污染，就有可能引起痢疾、傷寒、霍亂、傳染性肝炎、蛔蟲病、血吸蟲病、阿米巴痢疾等疾病。

　　如果，現今水質還未被有效改善，有害、有毒污染物還未被徹底清除。為了預防疾病，我們應該懂得一些清除人體垃圾、防毒的方法。平時多食用一些清除人體垃圾的蔬菜水果，讓進入人體內的有害、有毒物質及時有效地排出體外，才能使我們健康長壽。

2. Chapter

疾病的盲點

一個月只喝水，不喝其他飲料的

2017年5月26日，〈東森新聞雲〉有一個報導：

台灣人愛喝飲料，不論春夏秋冬，每天都能輕鬆買到各種美味的咖啡、汽水、手搖飲料……

之前就有熱愛含糖分飲料的女網友實驗「挑戰30天不再飲用」這些飲料，結果容貌煥然一新！

《史上最有生產力的人》的知名作家貝利〈chris bailey〉也自己做了實驗，一個月內只喝白開水會如何？即30天之內不碰咖啡、可樂、酒精等飲品，一個月過去了，他得出了九項結論，讓世人看到水對人體的益處，人體有多大的變化！

1.降低熱量的攝取。

不管含糖的茶、咖啡、或汽水之類飲料，都有一定熱量，改喝水之後，只是純粹補充水分，讓日常熱量下降。

2.減少食慾

有時候人的口慾，只是口渴並非飢餓。因此，只要飲用水，就可緩解了。

3.大腦運作更有效率

大腦有75~85%是水，水分的補給充分時，大腦的運作更有活力、更有效率。

4省錢

比起各種飲料，喝水的確節省多了，現在市面上一杯飲料比一個便當還貴的比比皆是，實在不合經濟效益。

5.提高新陳代謝。

研究指出，起床後喝水能提高新陳代謝，只要500cc水，就可提高30%的新陳代謝率。

6.皮膚更好。

喝水使皮膚更滋潤，國外曾有過報導，告別糖類飲料，讓皮膚重現白裡透紅的粉嫩感。

7.排泄順暢

喝水能使人排便順暢，雖然喝水較多會頻排尿，但這並非壞事，排尿也是排毒素。

8.對心臟有益。

人體缺水時，血液會變濃稠，影响心臟功能，一天喝5杯水，相較一天喝2杯水的心臟病發生機率，大幅下降41%

9.提升身體機能

身體如缺少水分，身體機能就無法充分發揮，因此補充水分，能使身體機能更具活力。

總之，多喝水好處多多，國外〈Thrillist〉網站編輯富爾頓〈Wil Fulton〉也嚐試「連續30天，每天喝一加崙水〈約3.78公升〉」，他感覺「生活變得更快樂，膚質更好，晚上睡得也很安穩！」好像變成另一個人了，多喝水，便不想吃太多東西了。

預防勝於治療

與其有病治病，不如做好預防疾病，這就是二千年以前《黃帝內經》所說的「治未病」。

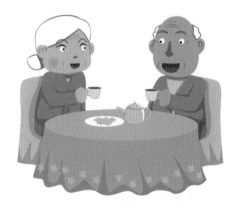

現代人莫名的病痛有增無減，而現代人對於健康與疾病的預防也日愈關注。這也證明疾病纏身，有身心煩惱的人非常多。

「雖然身體並沒有出現不適的症狀，但都覺得身體慵懶、老是有氣無力。」

「持續過著這樣的生活，相信遲早一定會生病的。」

相信沒有具體的不適症狀，但是總覺得身體有一種說不上來的不適感的人，一定也不少吧！

檢視現代人的生活，可以發現這其中有大半的人都脫離了自

然法則。生活在鋼筋水泥的建築物中，一旦出門，就以汽車代步。無法接近於大自然的空氣中，會引起慢性的運動缺乏，並且大量的食取人工食品，重複地過著同樣的生活。

這些生活習慣對我們的身體當然會產生不良影響，生物體電氣流通不暢，生命能量陷於不足的狀態，細胞的新陳代謝不活絡，因此會感覺身體不適的人逐漸增加。這全是文明生活所造成的，這麼說一點也不誇張。

以下就以我們生活中常看見的疾病，提出說明與解釋──

感冒

被視為「萬病之源」的感冒，首先要改變對其所具有的成見才行。其實，對身體而言，感冒是很好的現象。

為什麼呢？因為所有的疾病都是從感冒的抑制開始的。一定量的毒素蓄積在體內時，腦即將發生毛病，察覺到了老化的開始，因此下達了掃除毒素的指令。這就是感冒。

一年一定要得許多次的感冒，有的人一年只得一次感冒外，其他時候都非常健康。這就是所謂的一病息災，即得到了感冒，

把體內所有的毒素趕出體外，而保有健康的體魄。

因此，想要抑制感冒，就像是把欲排出身體的毒素推回體內一樣。感冒、發燒、流鼻水是很重要的、如此一來為就能排泄出積存在體內的毒素，消滅造成老化與痴呆的原因。感冒不是萬病之源，而是治療萬病的健康之源。

小孩發高燒時，通常都會使用散熱劑使之冷卻，但是這是錯誤的療法。抑制發熱，會使腦處於最惡劣的狀態。熱之所以想要發散出來，就是為了要去除腦中的毒素。一旦要使之冷卻，就會使發燒的現象延長。

嬰兒會出現的智慧熱，就是毒素的一種排泄作用。為了一掃來自母親血液的毒素，所以在最重要的大腦引起發燒現象。如果冷卻以後，會產生後遺症。正確的療法應該是用冷水袋溫熱頭部，藉此使之出汗，排泄毒素，而治癒疾病。

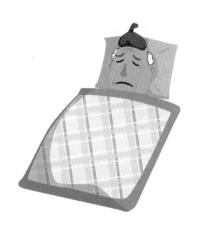

另外，還有一種流行性感冒。一般的感冒在中途受到抑制以後，毒素的排泄也無法充分進行，會積存在體內。為了一起排除，數年會發生一次病毒。流行性感冒會使氣管或肺粘膜的症狀增強，並發高燒，這時千萬不可以抑制這些現

象，而要徹底的使熱發散，使毒素排泄掉才行。

支氣管炎、氣喘

這兩者經常會被混淆，但是這兩者是截然不同的疾病。

關於「氣喘」，乃是體內毒素經由皮膚發出的作用之一。但是，排泄毒素在肺泡內，為一公分左右。總之，會出現咳嗽、有痰等現象。對於氣喘而言，這是很重要的，現代醫學正如大家所知道的，朝著抑制咳嗽與止痰的相反方向前進。

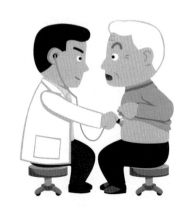

但是，愈是抑制，就愈會使過敏的現象朝內侵蝕。結果，肺部縮小，肺功能減弱，氣喘就被視為是不治之症，其原因就在於現代療法是朝著不應該去做的治療方向所致。

「支氣管炎」是感冒的發炎症狀之一。感冒的病毒毒素在支

氣管部分引起發炎症狀，而產生咳嗽的症狀。有的小孩與生俱來支氣管較為污濁，很明顯的是由於父母親的影響。

如果母親在妊娠期間抽菸，那麼吸入母親體內的尼古丁會通過胎盤，附著在胎兒體內。此外，如果父親抽菸，而母親本身並不抽菸，二手菸也會吸入母體內，而引起相同的狀態。結果，剛出生的小孩聲帶可能會較弱。

生活環境也是支氣管炎的形成原因之一。生活在排氣不良的家庭，或是塵埃較多的家庭環境中，細微的塵埃會進入細胞中。這塵埃的毒素和煙一樣，具有防腐作用，能殺死年輕的細胞。

因此，罹患支氣管炎時，可以任其咳嗽，使塵埃隨著咳嗽而咳出來。如果反其道而行，抑制咳嗽，就會使塵埃進入體內，導致支氣管惡化。

高血壓與低血壓

在理論上，體形較大的動物血壓要較高才行。但是，河馬、長頸鹿等動物的血壓，卻比人類更低。牠們的運動量較大，因此血壓被設定在較低的階段。血壓設定的較高的人類，本來就不需

要那麼大的運動量，而創造出毫不勉強地生活的身體。

以這意義來看，運動醫學是錯誤的觀念。運動醫學認為每一個人自孩提時代起，就要運動，這一點非常受到重視。然而，人類本來就不需要大量的運動。

運動過度，會對心臟造成負擔。使不需要的肌肉附著於心臟，導致血壓上升。120～130為最高血壓，如果超過這數字，心臟瓣膜就會受傷，肌肉會增厚。一般人以為心臟愈大愈好，愈強愈佳，其實這是一大誤解。

實際上，在年輕時運動過度的人，中年以後，反而會導致心臟老化，平均壽命會縮短。

為了不使血壓上升，毫不勉強的運動是最自然的。為了擁有健康的體魄，而去快跑或做一些較為激烈的運動，這是完全錯誤的想法。這是因為不了解人體的本質所造成的。

另一問題則是，一般人認為食鹽不可攝取過量。人類即使完全不攝取食鹽，也可以生存。沒有食鹽，就無法維持生命，這種學說是錯誤的。食鹽一旦攝取過量，血液的滲透壓

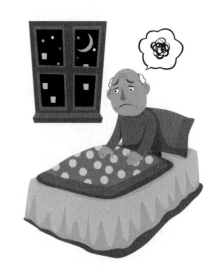

會增高。為了壓抑想要排出的鹽氣，血管就必須增厚，以進行抵抗。一旦鹽氣進入內臟時，內臟就會萎縮。

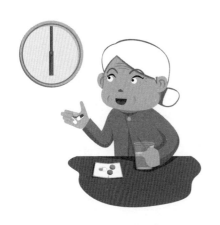

那麼，食鹽的攝取量到底要抑制在何種程度較好呢？最好是近乎零狀態。雖然血液需要鹽份，製造胃酸，鹽份也是不可或缺的，然而腎臟本身就具有造鹽的功能，能夠製造出有機鹽來。

外來的鹽份攝取過量，就會喪失腎臟造鹽的功能。結果，形成到死為止，都必須吃鹹辣食物的身體。一旦缺乏鹽份，立刻會感到疲勞。一般人幾乎都擁有這樣的體質。

所謂本態性高血壓，是遺傳因素或三歲以前的飲食生活所造成的。這期間的飲食生活，如果吃了含鹽較多的飲食或食物，大約20歲左右會出現本態性高血壓。這是屬於服用普通的降壓劑，無法產生效果的惡性高血壓。血壓超過200的情況，也屢見不鮮。死亡的機率會較高。三歲以前，飲食生活的重要性幾乎沒有人知道，這是相當可怕的事情。

造成低血壓的原因，是由於生命能量不足。低血壓的症狀是

手腳冰冷、氣力不足。

現代的小孩會罹患低血壓，是因為從事戶外活動的機會銳減。以前是小孩光著身子，在戶外奔跑嬉戲的時代，能夠大量吸取宇宙能量。現在成天被關在密室不透風的屋子裡的小孩，全都是宇宙能量不足，而導致低血壓急增。

糖尿病

為了解說典型的成人病糖尿病，首先必須要談到糖。二氧化碳、陽光和空氣合為一體以後，在植物的葉中就產生了葡萄糖大量聚集，就成為澱粉，而進入人類的口中。

進入人類身體的澱粉，藉著澱粉酶的分解再次轉化為葡萄糖，經由小腸吸收，進入肝臟。在肝臟中，再變化為「肝糖」這種動物性的糖份，而蓄積起來。一般而言，糖無法直

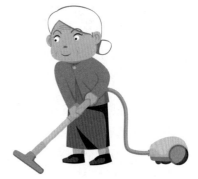

接進入血液中。

　　但是，當身體的某部分需要糖時，肝臟的糖就會隨著血液而到達這部分，成為補充不足的能量。這就是基本糖的循環構造。

　　接著，再談糖尿病。糖尿病是血液中，出現必要以上的糖，而使血液的滲透壓上升，拚命地攝取血管外的水分。通過重要神經附近的血管，水分被攝取以後，神經就會枯竭。

　　為了不引起這狀態，必須由胰臟分泌胰島素，發揮作用。腦下達指令給胰臟，促進其分泌胰島素，免得肝糖排出過多。結果，造成血糖值下降。

　　要生產些重要的胰島素，必須要大量的能量。一般而言，高度的荷爾蒙會造成能量的消耗較為激烈。因此，一旦能量缺乏，就會導致胰島素不足，而引起糖尿病。

　　擔任要職如重要幹部和管理職位的人，大多會罹患糖尿病，是因為這些人的腦需要大量的能量，使製造胰島素的能量不足，就引起了糖尿病。

心臟病

最具代表性的心臟病，就是狹心症與心肌梗塞的一種。心肌梗塞則是心臟肌肉中出現梗塞或血栓的現象。這時，心臟肌肉會因為營養不足而變細，旁邊的肌肉則會變粗，以取代其作用。因此，營養缺乏的肌肉會變得更細，最後會成為沒有柔軟性、堅硬的腱。結果，心臟就會處於近乎貧瘠的狀態。

當心臟進入這種狀態時，就會產生突然被刀子插入心窩的感覺。這就是狹心症。

狹心症唯一的治療法就是要靜養，不攝取油、鹽。十天內，只攝取水分，只要不攝取鹽，就可以治療了。

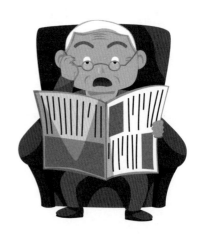

當狹心症發作時，通常都是用硝化甘油來抑制，這會產生很大的副作用，即導致腦的麻痺。心臟疼痛是一種警告訊

號，抑制警告的症狀，就會使提出警告的神經麻痺。希望各位牢記，硝化甘油會導致腦的麻痺。

先天性心臟病是與生俱來，心臟瓣膜較為鬆弛，或是有開洞、有縫隙等疾病。形成原因與夫妻有關，如果夫妻間的角色顛倒，即「老婆掌權」的夫妻，則生下先天性心臟病的嬰兒比率，也會較高。

當然，這並非有意蔑視女性，只是以兩性的觀點來考量，男性保有權威，女性發揮順從的美德，這是生命體的法則。一旦角色顛倒，胎兒也會敏感地感受到這一點。

例如：夫妻爭吵，會使胎兒的胎音停止。如果地位的顛倒愈強，產生的振動感會愈為強烈，而這種振動感傳達到胎兒的腦中，其心臟就會出現偏頗的現象。這是現代醫學絕對掌握不到的生命的機微。

骨骼的疾病

現在，骨質疏鬆症蔚為話題。骨骼脆弱時，一丁點的撞擊也很可能會引起骨折，這是老化現象的典型現象。目前，這已經成

為很嚴重的問題了。為什麼昔日不曾出現的疾病都愈演愈烈呢？原因十分明顯，可能是牛奶喝得太多，能量減弱，而使得骨骼變得脆弱。

首先，從骨的成立開始說明。骨並非在一開始的時候，就由鈣質所形成的。胎兒首先生長肌肉，然後在中心長出一條較細的線。由肌肉鞘膜變化而來的就是骨膜，骨膜由外部的肌肉得到能量，而在內部長出鈣，形成骨骼。

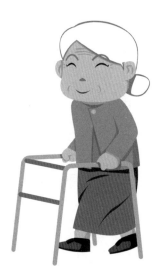

骨膜的內部膠化，而形成軟骨，軟骨的每一個細胞中，都含有能量，再製造出鈣來。細胞中的鈣容積增加，細胞核朝橫向推擠，終於漸漸地都被鈣填滿了。由鈣填滿的細胞逐漸增大，發展為不斷成長的骨骼。

這細胞一邊製造出漩渦，一邊由外面不斷地產生年輪，朝向中心形成環狀。骨的老化首先是由外側細胞開始的。包圍骨的膜受到破壞，骨被釋放到外面。和細胞的屍體一起被釋放出來的骨和鈣，被食菌細胞捉住，吞入其體內，而分解成原先的能量。

這就是骨的生物體構造。換言之，並不是由食物所攝取的鈣

質，隨著血液循環，而落入骨膜中，製造出骨來。由於骨膜中沒有血管，因此在理論上，鈣不可能進入其中。所以說要保護骨骼與喝牛乳沒有什麼關係。

老化與痴呆

不論是動物或人類，只要是生命體，就能夠吸收大量的能量，就能夠獲得健康。當然，即使是萬全的健康體，細胞到了一定的時間，也會因老化而死亡。死亡以前的細胞若呈枯竭狀態而釋放出來，就會被食菌細胞噬掉。同時，接近腦的細胞會膨脹，一分為二，填補死亡的細胞。換言之，如果能持續保持不會欠缺細胞的狀態，就能夠維持健康。

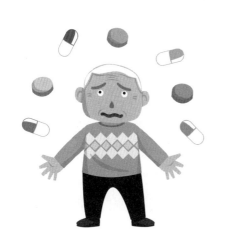

此外，藥害也會導致老化。一般來說，腦的血管在進入腦之前的關卡，擁有過濾

層。除了血液以下，其他藥物和物質都會被阻擋在外。但是，石碳酸的合成物阿斯匹林，都會穿透過濾層。阿斯匹林系列的鎮痛劑之所以會有效，就是因為它能附著在疼痛的神經上，使神經麻痺所致。

但是，頭痛卻是人體各部分的變異情報，超出了容許量，而產生的警告作用。當室內溫度上升到一定以上時，警報突然就會響，具有如火災警報器的功能一樣。

疼痛即是惡的西洋醫學觀念無視於人體的構造，拼命地止痛。這就是能夠進入腦的阿斯匹林的開發原因。

但是，能夠進入腦的東西都不具有排泄功能。如果是腸，就會出現下痢現象，胃也能具有排泄的作用，腦卻不具有這種技術，頭皮是唯一能排泄藥物的部位，但是量卻微乎其微。

留在腦中的藥，其毒性使食菌細胞無法發揮作用，使新陳代謝產生了毛病。細胞陸續受損，導致腦萎縮，這就是老化現象的出現。

在此，試說明最近成為問題的早老性痴呆症。早老性痴呆的腦，開了許多有如海綿的洞。很明顯地，這是降壓劑的副作用所造成的。血壓急遽下降，輸送血液的壓力喪失，含有能量或氧的血液無法送達至腦，使腦部呈缺氧狀態，因此到處都出現了空洞。

早老性痴呆與一般的痴呆不同，會出現手腳無法動彈的功能

障礙，產生急遽的思考力與記憶力衰退的現象。腦平均萎縮的情況，是以運動功能漸漸地遲鈍，思考力與記憶力衰退為主要的狀態。那是由於早老性痴呆患者的腦出現了很大的空洞部分，而這部分所擁有的功能一下子盡失所致。這時，很可能會出現右手不能動，或是某個時期的記憶喪失的症狀。

　　早老性痴呆或痴呆症可以說是醫學的「進步」所帶來的疾病。在沒有止痛劑和降壓劑等藥物的時代，就不曾出現這種疾病。而且，當時的居住環境也不像現代一樣，是封閉在鋼筋水泥的建築物中，是屬於能充分吸收到能量的開放空間，相信這也具有密切的關係。

肌膚恢復光澤，臉色良好

　　為了恢復健康，就要開始飲用好水。前面說過很多人剛開始飲用富氫水時，會實際感受到「手腳不再乾燥，肌膚恢復了光澤。」而且，體會到這一點的人，為數並不少。

　　不只是女性有些感覺，連平常都不會注意到肌膚的男性，也發現了這現象。以下，試探索這種現象形成的原因。

　　人類開始老化，是因為構成生命體的細胞水分減少。水分減少，通電性不良的身體，生命能量的電壓也會處於較低的狀態。

　　人類的身體一半以上都是水分。大人的體重約60％都是水分，嬰兒則80％都是水分。水分不斷地循環於人體內，滋潤細胞、活化細胞。

　　含有老廢物的水分在肝臟淨化以後，再度循環於體內。通常，每天由食物飲料中攝取新的水分，而攝取的水分再以等量的汗或尿的型態排出體外。

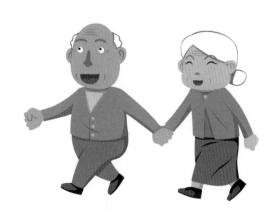

　　基本而言，人體就是藉著水分來滋潤細胞，並以水分流通與否來決定身體的優良與否。為什麼呢？因為身體各器官與細胞通電性的差異，是按照其所持有的水分量來決定的。

　　換言之，在我們體內循環的水分，具有較高的通電性。以電氣抵抗來測定的話，大量攝取水分以後，抵抗會較低。這就證明瞬間就能提高身體的通電性。

　　不過，在此會產生一個疑問。

　　「既然水分能使生物體電氣流通，那麼只要大量攝取水分不就好了嗎？」

　　也許，你會有些想法。但是，大量攝取水分，會使抵抗降低也只是在那「瞬間」而已。一旦水分排泄掉了，又會恢復原先的抵抗值。因此，僅僅是攝取大量的水分，並無法製造通電性較高的細胞。

　　那麼，究竟要如何才能使生物體的通電性維持較高的程度呢？這就要藉助富氫水（水素水）的作用了。

　　一般而言，年輕人的通電性會較佳，但是隨著年齡的增長，通電性會減弱。這與一個人所擁有的細胞的水分量，也會有關係。水分量以30歲為界，會逐漸地減少。嬰兒的肌膚十分柔嫩，年輕人的肌膚也富有光澤，是因為每一個細胞的水分都很充實，通電性良好的狀態所造成的。

　　隨著年齡的增長，肌膚會變得乾燥，是因為細胞的水分量減少，通電性不佳的狀態下所引起的。開始喝富氫水的人，會自覺到自己的肌膚充滿光澤，這是因為恢復了和年輕時一樣，通電性較高的身體所致。

生命能量變得旺盛

　　如果我們的身體沒有任何毛病，生物體電氣流通順暢，就會自覺到自己很「健康」。愈年輕就愈會有充實感，但是並非所有人都會有這種感覺。

　　隨著年歲的增長，有的人也能擁有較高的通電性。當然，也有與生俱來的體質或遺傳因素有關；不過，生物體電氣的流通質並不只是由年齡或體質來決定的。

　　在我們體內流通的生物體電氣的值，只要每天加以計算，就能夠有所了解。以睡眠不足的情況為例，如果每天只睡三個小時，電氣抵抗值會較高。暴飲暴食、不規律的生活（晨昏顛倒）、氣候的變

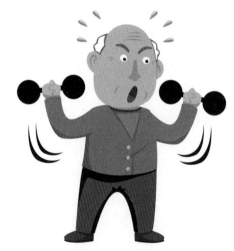

化，也會使抵抗值有所變化。

也就是說，人體的作息每天都會受到外在環境的影響。例如，喝酒過量時，翌日電氣抵抗值一定會增高，這就表示身體狀態並不是很好。

生物體電氣能在體內順暢地流動，是最理想的狀態。我們的身體能藉此永遠保持著健康。

但是，人類是有個別的差異，而人類所擁有的細胞也具有個別的差異性。換言之，不可能所有的細胞隨時隨地都保持相同的狀態。由年齡、體質、健康狀態……等各種要素形成的身體，有生物體電氣能順利流通的部分與停滯的部分，經常都會呈現共存的狀態。

電流流通情況的不同，會使身體各部位產生電位差。例如，頭痛時，這部位的電位當然會增高。肩膀酸痛時，與其他部位相比，這部位的電流流通會停滯。產生這差異時，電位較高的部分就會成為電流流通部分的絆腳石，導致這部分的電壓下降。

肩膀酸痛時，只治療肩膀酸痛；頭痛時，只依賴頭痛藥，不知道身體到底在進行什麼活動，而只把所有的注意力都集中在某部位，導致肩膀酸痛更為強烈，甚至引起身體的變調。如果這狀態持續惡化，就會成為容易罹患疾病的體質。

為了避免容易發生這種情形，當肩膀酸痛與頭痛等自覺症狀出現時，必須要製造一個能使電流暢通的狀態，這才是最為重要

的課題。

　　前面說過，飲用富氫水（水素水）會出現快眠、唾液變得豐富，早上醒來時，覺得神清氣爽等等；也證明了生命能量在體內完全流通的結果。

　　附帶一題，唾液豐富是生命能量旺盛的顯著證明。一旦生病，如罹患感冒時，口中會覺得異常乾燥，相信這是很多人有過的體驗。這狀態在生命能量顯著停滯時，是最容易出現的狀態。

　　只要看嬰兒就會知道了。嬰兒經常會流口水，隨著成長，這現象會遂漸減少。到了上了年紀，當出現老化現象時，口中會逐漸變得乾燥。這是由於新陳代謝受到抑制，細胞內的成份呈枯竭狀態所致。

3. Chapter

水與健康息息相關

人體是由細胞所組成

　　眾所周知，人體是由細胞所組成的，人的疾病最終都可以歸結為細胞受損，人的衰老也是由於細胞老化或壞死所造成的。造成細胞病態或者老化的主要元兇就是過剩的氧自由基。

　　氧自由基是怎麼產生的呢？氧自由基通過人的呼吸進入到體內，有經血液中的紅血球運輸到各個細胞中。為了讓其在各細胞內產生能量，糖分和脂肪就會燃燒、消耗。此時氧氣也會發生燃燒，其中有2％會變成活性氧。因為食品添加劑、含氯氣的飲料水等原因，腸內微生物菌群失調，引起腸胃內異常發酵，此時，活性氧會大量產生。

　　其他的還有，在激烈運動後、紫外線、吸菸、飲酒、手機電磁幅射、精神壓力大時、接觸到細菌、病毒、大氣污染、放射線、透視、抗癌劑、染料等時候，人體內都會產生大量的活性氧。氫氣是一種無色、無味、無毒和無臭的氣體。氫氣的獨特性質，決定了氫氣在生物上具有許多優點

　　一個比較明顯的特點就是強大的穿透性，可以非常容易的進

入細胞內如細胞核和線粒體等任何部位。這是奠定氫氣可以用於治療疾病的一個重要特徵。氫的主要功效為：抗氧化。選擇性的中和羥自由基，亞硝酸陰離子等。氫離子與活性氧彎合，還原於水，排出體外。富含氫離子的水素水（富氫水）。因此開始在國際市場上受到廣泛的關注。

　　簡單的來說，水素水即為氫還原水，就是一種讓水中含有強大還原力的氫、與普通的水不同的，通過其抗氧化還原力、清除體內過剩活性氧（氧自由基）的一種飲用水。

水是人體的清道夫

　　水是人體中的萬能元素，它既是營養進入細胞的載體，又是體內廢物和人體垃圾排出細胞和人體的運送者。正是水的溶解特性使它成為地球生命極為獨特和重要的元素之一，同時也是身體健康之必需。充分攝取高品質的水是實現健康活力的一個簡單而又極為重要的因素。

水的優質效應

每天早晨起床後飲一杯白開水（常溫即可，300～500cc），使休息了一夜的胃活動起來，促進腸道蠕動。這有助於機體代謝，廢物排泄，補充睡眠中隨呼吸、汗液等喪失的水分，還有助於消除疲勞，促進機體唾液分泌，增進食欲。這種喝水方法特別適合於便秘的人。

你喝足水了嗎？

一天之內，喝足8～10大杯水是專家給我們建議的飲水量。乍看之下，這個數目簡直是個不可能完成的任務，可你絕對想不到，每天從我們體內所排泄出來的水分，甚至超過這個數字！

每天，從我們的毛孔中蒸發掉2～4杯水；由腳底板蒸發半杯到1杯水；而排出的尿液也高達6杯之多。總的算起來，一般人每天由體內排泄出的水分達12杯之多。

如果你讀到這裡還不覺得口渴，這些嚇人的數字，來說服自己多喝幾杯水吧！

水要怎麼補充？

這當然不是要大家喝光地球上所有的水。喝水是有學問的，我們的身體無法在同一時間吸收超過4大杯水的分量，而且根據

專家研究，每隔20～30分鐘補充一次水分，對身體的吸收程度最好。

也許剛開始練習每天喝大量的水，會讓你常常想到洗手間報到，可是經過幾個星期後，身體就會自己調整適應。

有人說為了保持充足的水分，最好把喝水想像成呼吸，因為當體內缺水時，你不會馬上感到口渴，身體會先向周邊器官「借水」，最主要的就是皮膚。當皮膚中無水可借時，你才會感到口渴。所以，當你感到口渴時，身體早已經「大旱」成災了。

人體需要多少水分？

前面提過，人每日需要喝多少水？需要多少水分？專家建議正常的人體水分需求，計算公式是每公斤體重每日約需35～40cc，（例如：體重60公斤的人，一天約要2100～2400cc的水）但人體所需的水量仍隨著飲食習慣、生活環境、溫度和溼度的不同而異，是否流汗、是否活動，所需的水量也有所不同，另外，某些疾病需特別管制飲水量的，仍須參考醫生的意見。

飲食與水的關係

首先觀察飲食與水的關係，食用較多糖分的人，體內產生較多的水分。相反地，吸收較多蛋白質的人，體內幾乎不產生水分。所以蛋白質代謝而形成的物質，必須透過尿液來排出體外。

環境與水的關係

人體需要補充流汗所造成的水分流失，尤其是在不知不覺中蒸發的大量水分，或空氣乾燥時，必須要吸收大量的水分，不然會造成體內水分的不足。生活在乾燥地區或因冷氣空調而造成空氣乾燥時，補充水分更是非常重要的事。夏天因冷氣空調而使人的皮膚如冬天般地乾糙，這就是因皮膚的水分不足所致。

體格與水的關係

隨著體格不同，所需的水量不同，皮下脂肪較少的人，因水分蒸發量較多，所以最好多喝水。相反地，脂肪較厚的人，因水分蒸發較少，相對喝水量較少。若口渴時喝水過量，體內的脂肪層將往體內排汗，所以對健康不佳。成人與兒童所需的水量不同，兒童的體溫較高，脂肪較薄，所以比成人需要更多的水分。

怎樣喝水較好？

身體需要足夠的水分，不能等到口渴才喝水，因為口渴是身體脫水較後期的指標之一，因此我們必須適時喝水，以補充身體所需的水分。

喝水的時間可參考下列方式：

1・早上起床後先喝水，約250～500cc，可補充睡眠時流失的水分，因為空腹飲水時，水分很快就能進入體內的循環系統，稀釋睡眠期間因水分流失而較為黏稠的血液，促進血液循環。另外，早晨飲水可刺激胃腸蠕動、促進排便，解決便祕的問題。

2・餐前30～60分鐘是飲水的好時間，可飲用250～500cc，空腹時喝水可幫助潤滑食道，讓腸胃做好消化的準備。

3・餐後2個半小時喝水約250cc，可幫助消化作用的進行，並補充食物分解時所消耗的水分。

4・睡前二小時喝水約100～150cc，為補充睡眠期間所需消耗的水分，（睡前不可大量飲水，以少量為宜）以不影響睡眠品質為原則。

5・運動前半小時喝水約250～500cc（視運動強度），可幫助身體儲備水分，以提供運動消耗的水分，運動中也要視運動強度每隔15～30分鐘即適量補充水分，不可等到渴得要命才喝水。

充分的吸收水分可預防黑斑與皺紋

美女離不開水，所以才有形容漂亮的女孩為水靈靈的姑娘。人們常用潤滑的皮膚「水噹噹」，來象徵青春亮麗，也間接地描述了體內水分的重要性。除了人類以外，動植物也同樣地吸收充分的水分來幫助新陳代謝，並與生命活動有密切的關係，這是大家都知道的事實。

老化就是喪失水分的過程

有彈性的、潤滑的皮膚就是體內吸收足夠水分的證據，若水

分供給不足，細胞活動將受到抑制，身體組織裡的水分不均勻，皮膚自然變得粗糙。老人的皮膚粗糙、乾燥、皺紋多，這就是水分吸收不良的老化所引起的。

若年輕人的皮膚沒有彈性、皺紋和黑斑多，多半是水分吸收不足有關。而且，飲料並不是水，每天喝飲料的人（姑且不談飲料對人體的壞處），水分吸收還是不夠，會因為慢性脫水，使其皮膚容易喪失彈性，皺紋也會變多。

生水能促進細胞的活性化

這裡所說的生水和前面說過不能喝生水，好像自相矛盾了，所以要說明一下，此處的生水是指天然淨化，已無污染，並保留有微量元素與礦物的水。一般我們也可以採用市面上所售的過濾水壺來製造生水，例如，用德國或日本廠牌的過濾水壺，如此要安全喝生水，就會變成十分方便了。

由於水分不足、水分吸收不良、吸收過多高溫的水分，這些都是促進皮膚老化的因素。為了維持「潤滑的皮膚」，供給生水是絕對必要的。

生水能被身體完全吸收，使細胞活化，讓各臟器活潑地運作，並對皮膚保溼扮演重要的角色。

尤其喝常溫的生水，其結構就如同人體正常細胞周圍的六角形環狀，所以是對健康有益的水。這種六角水不阻礙細胞裡的水結構，所以能延遲皺紋的產生與老化現象。

除此之外，促進皮膚老化的因素有睡眠不足、勞累、環境的劇烈變化（如空服員、機長等）、壓力等，比起任何藥品或健康食品，充分地吸收「生水」則是維持健康的捷徑。有人說「女人是水做的」，即說明了漂亮的女人是離不開水的。

何謂好喝的水？

好喝的水很難定義。其實味覺所認知的好喝的水，很難用言語來表達。但是以下列舉的可說是好喝的水的基本條件。

1・要有好的味道

有甘醇味道的水才是好的水，為了達到這條件，原水本身要

好。慢慢通過黏土層、岩層、沙層的地下水才是最好的原水，這樣的水帶有微微的香氣。如果有藻類生長或下水道排水流入原水，則會聞到不好的味道。水庫裡常會滋生一些藻類，這是水不流通而產生的，也是水味變怪的原因。原水要有甘醇的味道才是好水。

　　大都市需要大量的水，所以要擁有大量的原水。水從地面湧出的地方不多，能大量取水的地方只有河川。大都會隨著人口與現代化的程度，原水產生不足的現象，加上河川上游的水質遭到污染，未經處理的生活污水流入河川裡，所以難以避免水味不佳的情況。尤其水質裡含有大量的氨時，淨水廠就不得不使用氯來殺菌，因此有些自來水就呈現怪味，甚至令人作嘔。

2・口感要好

　　礦泉水裡含有適量的礦物質，飲用時可感覺出來。若礦物質太多，味道反而不佳。尤其鈣質與鎂過高，能讓水變成硬水，失去水的美味。如果含有少量的二氧化碳，能使口感更佳，味道爽快。煮過的水味道並不佳，那是因為水加熱的過程中，二氧化碳及水中的溶氧消失的緣故。

3・溫度也是重要的因素

喝涼水感到好喝，那是因為涼水本身給予味覺爽快的刺激。實驗證實最好喝的水是10～15℃左右，也就是比體溫低20～25℃左右的溫度，這是因為水溫與體溫若差不到20℃左右，所帶給味覺的刺激較少，所以感到不好喝。

一般認為山谷裡涼的溪水較好喝，這是因為山上湧出的水順著急流而下，有時經瀑布而掉落，並通過沙、岩層而具備了好喝水味的條件所致。當水從高處落下時，可吸收較多的空氣和二氧化碳，而且水的波浪能使水的溫度下降。

當水蒸發時，能產生氣化熱，所以隨著溫度的下降，能吸收更多的二氧化碳。二氧化碳融入水裡變成碳酸，所以水質呈現弱酸性。酸性水能將岩石的礦物質溶出，而改變水的pH值，由弱酸性變成弱鹼性，所以溪水中會含有一些礦物質。但工業、農業以及養殖業的污染嚴重，山谷裡的水也可能受到了污染，飲用之前必須要多注意。

有痛風的人要多喝水

　　為了防止血液裡的尿酸量增加，要喝較多的水。痛風（尿酸代謝異常所引起的關節炎之一，主要以大腳指關節的急性或慢性疼痛）的人只要風吹就感到疼痛，其前兆則是大腳趾的根部感到陣痛和發熱感，12～24小時後會感到劇烈疼痛的症狀。

　　一般而言，此關節炎最初始自大腳趾，病情發作時甚至無法穿鞋，嚴重時無法站立。當病情發作而感到疼痛和腫脹時，吃藥僅有短暫的效果。若血液中的尿酸值過高，能導致腎臟、心臟、腦血管裡充滿尿酸，各臟器無法正常運作，終究引起腎臟病（腎臟無法淨化血液）與心臟疾病（心臟無法將血液供給到身體各部分）等情況。

　　尿酸可由小便、大便、流汗來排除，但是主要排除途徑則是從腎臟經小便排出。如果小便量減少，排出體外的尿酸也減少，體內的尿酸值會上升。所以為了避免尿酸值的上升，必須要多喝水，以便增加小便的量。

　　血液裡的正常尿酸值是100cc的血液裡男性為3.8～7.5mg，

女性為2.4～5.8mg，若超過此數字就稱高尿酸血症，此階段還不是痛風，但是繼續下去就會產生的痛風的特徵——關節炎。血液裡的尿酸量超過10mg時，就會呈現痛風的症狀。所以要明白自己的排尿量。

一般治療痛風主要靠藥物，但是尿酸值不太高時（5.8mg以下），可以不借藥物而能控制。痛風患者為了穩定體內的尿酸值，每天要維持一公升的小便量。對於用小便來調節尿酸的人來說，這是非常重要的事實。到底要喝多少水才是合適，因人而異，詳細喝水量可參考醫生意見或前述每公斤體重每日35～40cc的飲水量。

水停一日體生毒，人閒百日必生病

要提醒大家的是，每天早上喝一杯水，並能做到持之以恒，對健康和延年益壽有非常大的好處。

1・促進排便

清晨飲水可預防習慣性便秘。由於胃腸得到及時的清理洗刷，糞便不會淤積乾結。同時，飲水對胃腸也是一種輕微的刺激，能促使胃腸蠕動，有利於排便。

2・排毒作用

許多家庭有晚餐吃得豐富的習慣，因此，晚餐攝入的動物蛋白及鹽分進入體內較多。動物蛋白質在體內分解代謝會產生一定的毒性物質，早晨起床及時飲水，可通過促進排尿，盡快把它們排出體外。

3・預防高血壓、動脈硬化

若在早晨起床後馬上喝杯溫開水，有利於把頭天晚餐吃進體內的鹽很快排出體外。平時飲水多、愛喝茶的人，高血壓及動脈硬化發病率就低。

4・預防心絞痛

人體通過一夜的睡眠後，體內水分隨尿液、汗液和呼吸丟失很多，血液會變得黏稠，血管腔也因血容量減少而變窄，這常使供給心臟血液的冠狀動脈發生急性供血不足，甚至發生閉塞。因此，心絞痛及心肌梗死多發生在清晨及上午9:00左右。老年人如在清晨喝杯水，就能達到補充水分、降低血液黏稠度和擴張、復原血管的目的，從而降低心絞痛及心肌梗死發生的可能性。

5・怎樣健康喝水？

1・不喝生水：這裡所說的生水，即沒經過處理的一般水。生水中含有各種各樣對人體有害的微生物。這些病菌喝到人肚子裡以後，容易使人患急性胃腸炎、傷寒及痢疾等傳染病。

2・口渴時不要大量飲水：一下子飲水過多，會沖淡胃液，導致胃腸的吸收能力減退。

3・大量出汗後應喝鹽開水：大量出汗的時候，隨著汗液的排出，鹽分也會隨之排出人體，因而需要喝一些含有鹽分的開水，一般以500毫升水中放1克鹽為宜。

低溫水最易被人體吸收

因為熱開水過燙，對口腔、食道和胃的黏膜均會產生傷害，一些愛喝滾燙熱茶、常吃熱燙食物的人，也是口腔癌、食道癌和胃癌的高發人群。而過涼的水，是牙齒、咽喉、食道尤其是胃腸所不喜歡的。因為涼水不但會刺激胃腸道，令血管收縮，使胃液和腸液等消化液分泌減少，影響對食物的消化吸收，而且可引起胃腸痙攣，發生胃痛或腹痛、腹瀉等。而低溫開水，對消化道是一種不冷不熱的良性刺激，很符合胃腸的需要。

近年來，世界各國，尤其是發達國家，提倡喝低溫水，認為開水在低溫時內聚力增大，分子間更加緊密，表面張力和水的密度、黏滯度以及電導率等理化性能都有改變，其生物活性比自然水要高出4～5倍。這些性質與人體細胞的液體十分接近，因而加強了與細胞的親和性，所以低溫開水最易被人體吸收。

中醫所說的「水毒和淤血」是什麼？

水毒是人體體液分布不均勻時發生的狀態，也就是體內發生水代謝異常的狀態。淤血是人體內的老、舊、殘、污血液，是氣、血、水不流暢的病態和末梢循環不暢的產物。水毒會引起病理的滲出液及異常分泌等，也會出現發汗排尿的異常和水腫。淤血會引起對細胞、肌肉的養分、氧氣供應不足，引發腰酸背痛，同時身體表面溫度降低，有寒冷感。

對於這兩種人體垃圾，可以採用中藥進行調理。另外，吃蘋果也可以起到促使這兩種人體垃圾排出體外的作用。

根據中醫理論，「水代謝異常」可以分為以下幾類：

1・熱毒

各種因素導致機體陰虛陽亢，都會產生熱毒。如平時經常提到的肝火旺、胃灼熱等，都是熱毒影響不同臟腑的結果。有熱毒的人表現為：口苦口臭、咽喉疼痛、大便乾燥、面部如蒙油垢、

易生痤瘡、鼻孔出血、痔瘡便血、手足汗多等。

2・寒毒

　　各種因素導致機體陽虛寒盛，都會產生寒毒。寒對人體的影響主要是在血液循環：人體內的血液，得溫則流通，遇寒則凝滯。當體內有寒毒時，會使人體血管中的血液流動不暢，甚至引起淤血阻滯，從而使血液黏稠度增高，血流速度減慢，易引起血液淤滯或血管梗塞等疾病。

3・濕毒

　　水濕是機體水液代謝發生障礙所形成的病理產物，若不及時排出體外，也可能成為對人體有害的濕毒。濕不僅阻滯氣機，阻礙血行，而且濕性重濁黏滯，一旦為病，病位廣泛，病勢纏綿難愈。如常見的口味甜膩、小便不暢、大便瀉而不爽、痤瘡、濕疹、黃汗、面色黃胖、身體倦怠、四肢酸重等症狀，都與濕毒密切相關。

4・食積之毒

中醫認為，脾主運化，胃主受納腐熟。脾主升清，胃主降濁。脾升胃降，共同完成食物的消化、吸收與輸布。如果飲食不節，導致脾胃功能失調，食物就不易被人體消化利用，存於體內過久而為食積，醞釀成毒，損傷脾胃，出現食欲不振、胸悶、噯氣、反酸、臭汗、黃汗、小便如米泔、大便不暢、面部生痤瘡、青春痘等症狀。

5・淤血之毒

凡是各種因素引起血液積滯，不能正常循環，都會形成淤血。由於淤血而使血液失去了正常功能，對人體就會產生毒害。

6・蟲毒

體內若有寄生蟲，可出現面色萎黃、睡時磨牙、消化功能紊亂等症狀。

7・藥毒

藥物本身是治病的，但是藥物使用不恰當，不僅治不好病，反而會變成毒。如長期服用某些藥物，會造成肝臟、腎臟的損害，危害人體健康。「是藥三分毒」，就是說的這個道理。

不論是哪一類的毒，存留在體內，都可以對人體產生危害。其表現如下：

1・影響氣血運行

體內的毒一旦形成，既可阻滯氣的運動，又可以阻礙血的正常運行，使體內血液運行滯緩，而形成淤血。我們平時見到有些人，面色紫暗、口唇青紫，都是體內有淤血的表現。常見的心血管疾病如動脈硬化、冠心病、腦出血等，皆與淤血有關。

2・影響精神狀態

據現代醫學研究認為，外界環境的改變、機體內部代謝的變化，均可改變大腦中5—羥色胺、多巴胺等神經遞質的分布及數

量，進而引發相關病症。某些毒物作用於人的中樞神經系統和內分泌系統，不僅會影響精神狀態，引起失眠、精神委靡、思維遲鈍，還可導致情志變異，如神情淡漠、鬱鬱寡歡，憂慮煩躁、脾氣變差、易怒等。

3・影響代謝平衡

毒滯留在體內，可導致機體能量代謝平衡失調，產熱過多。熱多既能生火，又會消灼煎熬陰津，從而耗傷人體的津液，表現為皮膚乾燥瘙癢、大便乾結、面部長痤瘡等。

4・影響臟腑功能

毒能破壞人體臟腑的正常功能以及臟腑之間的協調統一，導致一系列全身或局部的病理變化及臨床表現。例如腎中精氣有調節全身陰陽的能力，一旦讓毒造成腎虧，體內的陰陽就會失調，表現為陰陽偏盛或偏衰。如陰虛則火旺，就會出現皮膚乾燥、大便乾結、失眠多夢、口乾咽痛的症狀；陽虛則生寒，就會出現面色暗淡無華、形寒肢冷、大便溏泄、精神不振等症狀。

5・影響養顏美容

皮膚衰老及面部色素沉著都會影響美容。各種毒可以作用於下丘腦、垂體、腎上腺，致皮質激素增多，產生老人斑、黃褐斑等。毒還可以促使自由基的產生，它是皮膚衰老、面部皺紋增多、有礙美容的主要原因之一。

6・加速人體老化

人體的衰老機制不外乎陰陽失調、氣血失和、臟腑功能失調。人體協調陰陽平衡和臟腑的功能，隨著年齡的增長會逐漸減弱。若長期受到外毒、內毒等人體垃圾的侵害，容易加速陰陽失衡，從而影響營養物質的攝入、轉化及人體垃圾的排出，損害臟腑組織，使其功能減退而導致人體提前衰老。

由中醫認知的「水代謝異常」，更能使我們深刻了解水對人體的作用，因此「水是最好的藥」這句話，可不是嘩然取眾或危言聳聽了。總之，要了解水質健康息息相關！

4 Chapter.

水質決定體質

「水素水」的最新情報

　　日本知名水專家林秀光醫學博士在他的大作《生命之水——水素水排毒》一書中，全面系統地闡述了富含活性氫的水，是人類健康真正朋友的道理。自從2007年日本學發表氫氣效應醫學研究論文以後，國際上有許多學者，都展開了氫氣治療疾病的研究並發表了一系列的研究論文。單從人體研究角度，就有臨床研究證明氫水對代謝綜合症，糖尿病，帕金森症等疾病的治療作用。潛水醫學的長期研究表明，人即使呼吸高壓氧也無明顯不良影響。再次，氫本身結構簡單，與自由基反應的產物也簡單。例如，與輕自由基反應生成水，多餘的氧可通過呼吸排出體外，不會有任何殘留的問題，這明顯不同於其他抗氧化物質。氫的還原性比較弱，只與活性強和毒性強的活性氧反應，不與具有重要信號作用活性氧反應，這是氫選擇性抗氧化的基礎。因此飲用活性氫水有著非常好的效果。富含氫氣的「水之王」水素水（富氫水）將會成為人類健康的重要產品保障。

　　中國氫氣醫學研究發展迅速，許多著名學術機構如第二軍醫大學、第四軍醫大學、復旦大學、上海交通大學、西安交通大

學、泰山醫學院、天津醫科大學、協和醫院、天壇醫院和北京工業大學等參與這一領域的研究，先後獲得國家自然科學基50多項，發表學術論文300多篇。國際臨牀試驗和600餘篇科學研究結果證實氫氣的醫療保健及美容效果顯著，有效改善至少73種以上疾病，中國氫水研究領軍人物第二軍醫大學孫學軍教授也特別發表《誰說氫氣醫學是騙人的？》文章指出學術爭議不能有選擇性意見，應該客觀公正把兩方面的觀點都擺出來，更重要的是提出看法要有證據而不是簡單聲稱。

中國目前鍾南山、吳孟超、王紅陽、夏照帆、王忠誠等中國工程院院士也積極參與了氫氣醫學的研究，鍾南山院士在2016年4月16日世界胸科大會上發言指出「氫分子主要針對慢性疾病，最基本的是抗氧化應激的加強作用，不是單純修復作用，有利於機體修復，理念是對因治療而不是對症治療。」

談到水素水〈氫水〉中國氫水領軍人物第二軍醫大學孫學軍教授認為：「根據目前初步掌握的數據和信息，發現氫水對80%以上的老年便祕患者有確定的效果，對惡性腫瘤治療副作用、尿毒症、動脈硬化和代謝綜合症患者都具有明顯效果，如果這些現像確定無疑，，那麼氫氣在控制人類慢性疾病方面肯定會帶來難以估量的貢獻。」

前面提過的林秀光醫學博士在他的著作《生命之水：水素水排毒》中寫道：水素水即含豐富H2（分子氫）的水進入到我們的體內，那麼活性氧就會被H（原子氫）即活性氫分解、消除。

也就是說，水素水進入我們的體內後，將體內不斷產生的活性氧逐消除掉。

水素研究項目被美國NASA列入2013年重要研究發現，氫生物效應領域唯一獲得國家自然科學基金重點項目資助課題組。世界不少國包括中日韓本已經同意氫（水素）作為食品添加劑是安全的合法的。3年前中日氫（水素）科學家就已經開始聯合研究，並且成立了氫（水素）分子機構，在廣州、上海、泰山、韓國、日本進行了多次學術會議。孫學軍和蔡健明教授是中國氫行業的領頭羊，他們的科研結果多次受到國家級表彰，孫學軍教授還專門開設微博長期致力於氫（水素）知識普及，是科技網紅。近幾年蔡健明教授的軍醫科研團隊發表了不少論文，特別是用老鼠實驗受輻射後飲用水素水對於生物血液各項指標修復的論文。受到各國科學家一致好評，還有不少科學家用水素水搞糖尿病康復研究，吸水素(氫)對於腦梗塞，帕金森病研究等，都取得一定效果。

在2016年5月日本橫濱舉行的日本水素分子醫學生物協會6周年大會太田成男教授發表了他最新研究《水素對於DNA影响機制》。太田成男教授與各國行業人士進行學術交流。各國投入大量人力物力資金研究水素，並且有這麼多的科學家從事研究。

水素療法和幹組胞療法將是未來10年科學家要攻克的問題。幹細胞療法非常複雜受制於遺傳基因DNA及排擠現象等限制，未知數太多操作複雜，出錯後果嚴重。但水素療法到現在為止，

科學家沒有發現什麼明顯副作用，安全性高、成本低、容易平民化，所以各國都對它寄予希望。至於水素（氫）在新能源上應用前景非常廣濶，日本政府明確表態要實現水素社會，種種不爭的事實表明水素不是偽科學，是真科學。水素水更不是偽科學，只可以說火侯還差一些。

21世紀不得不正視的水問題

「水質決定體質」，但真正能領悟到水對生命、健康的重要性的人並不多，因此，有人稱水是「被遺忘了的營養素」。

世界衛生組織（WHO）機構統計，發展中國家80％的疾病和人類1/3的死亡歸根於水。中國健康飲用水專業委員會主任李復興教授提出我們平常所喝的水或使用的水，確實會縮短自身的生命。好水決定了壽命。

水素水（富氫水）不僅潔淨，有氫有能量，水都是呈現小分子活水團，負離子深度吸收80％，淨化血液，使血液暢通，代謝旺盛，預防多種疾病，增進人體健康。

中國大陸人大常委會副委員長何魯麗發表文章指出：中國正面臨著第二次衛生革命的戰略轉折，高血壓、冠心病、糖尿病、

癌症等疾病正嚴重威脅著我們的健康和生命。

　　據中國衛生部統計，每年新發生腦血管病200萬人，每年死於腦中風者150萬人左右，其中3/4留有不同程度的殘疾，冠心病死亡率最近8年在城市升高53.4％，這兩種病造成各種損失接近1000億人民幣。

　　為什麼在生活條件改善，醫藥水準不斷提高的今天，這些致命的病，卻越來越多了？

　　《中國水網》雜誌指出：「全世界80％以上疾病和33％的死亡與受污染的飲用水有關。」以及「人類健康的十大危機，不潔飲水首當其衝。」在人體組織中，水分就占了70％，水質好壞對人體健康關係極大。

　　中國衛生部及水專家委員會主任、中國軍事醫學科學院教授梁增輝在《健康時報》發表文章說：隨著工業的發展，世界範圍內飲水水源污染越來越嚴重，50年代以前水源主要受病原微生物的污染，引起霍亂、傷寒、甲肝爆發流行，二十世紀中葉水源受到重金屬汙染。20年來，水的有機物污染日益嚴重，在水中測出109種致癌物質。從全國範圍來看，水中病原微生物、重金屬和有機物等三種污染物質並存，飲水危害健康十分嚴峻。全國有9億多人在飲用污染物超標的水。

　　北京清華大學環境工程學院博士生導師錢易指出：越來越多的研究表明：大部分癌症是由環境中化學致癌因數造成的，而這

些因數又廣泛存在於地表水、地下水和經過消毒處理的飲水中。

2001年世界淡水資源會議透露：「飲用水導致的腫瘤、癌症、心腦血管硬、肝病、腎病、結石、致畸、嬰幼兒身體和智力發育遲緩、上述情況呈現出前所未有的趨勢。」水源的污染對人體健康的危害如此嚴重嗎？

中央電視臺2004年8月9日《新聞調查》用事實證明世界衛生組織和專家們的說法。河南省沈丘縣黃孟營村在六十年代是個有名的「水糧之鄉」，那裡土地肥沃、水質清秀、人傑地靈。但到了九十年代後，特別是近四、五年時間，這個村發生了痛心的變化，昔日的「水糧之鄉」今日成了「癌症之鄉」、「殘疾之鄉」。在死亡的200多人中，癌症死亡105人，占死亡人數的51.5％，不明原因死亡人數占10.8％，其他死亡占37.7％，還有不孕症、兒童先天性心臟病及失明、耳聾和發育不全等疾病十分嚴重，有20多戶一家發生兩個以上癌症患者，其中有兩戶人煙絕跡。死亡者中年齡最小的只有1歲，最小的癌症患者只有150天，可憐的小生命在娘胎裡已經受了感染。

記者追根求源，得知是在沙潁河水質變壞後，村裡的患病致殘、致癌、不孕的人數才越來越多。為了弄清水源與村民的疾病是否有關係，記者與環保、醫療等有關單位聯繫，通過現場多點採樣化驗，並將化驗報告帶到北京請有關專家論證，專家確認，水中錳、亞硝酸鹽、硝酸胺等有毒物質嚴重超標。專家指出：

「長期飲用此水可誘發多種癌症、心腦血管病、致使青少年喪失聽力、視力和生育能力……」

水是生命之源，也是生病之源，黃孟營村老百姓對此有切身的感受，他們說沙穎河的水：「五十年代淘米洗菜、六十年代洗衣灌溉、七十年代水質變壞、八十年代魚蝦絕代、九十年代拉稀生癌。」事實說明，飲用水的污染是威脅人類健康最大的隱形殺手。同年8月24日的湖北省中醫研究所所長朱教授的沙市健康講座會上指出：「飲用水的污染是導致人體成為酸性體質的重要因素，而酸性體質是滋生疾病的溫床。」

19世紀以前，水污染中最可怕的是生物污染，它發生最早，延續時間最長，對人類的危害最大。生物污染主要指病原性微生物污染而引起的霍亂、傷寒、脊髓灰質炎、甲型病毒性肝炎等，通過水傳播而發生的傳染病爆發，瘟疫流行曾奪走了千百萬人的生命，現今世界上某些落後的農村地區仍然常有這類水中生物污染導致的流行病爆發。由於現代工業高度發展，水污染日益加劇，導致各種疾病滋生。

據世界衛生組織調查，人類疾病80％與水有關，每年世界上有2500萬名以上的兒童因飲用被污染的水而死亡。現今，癌症的發病率也越來越高，並已成為人類最可怕的敵人。據統計，現在世界上每年有千分之一的人患癌症，每年有300餘萬人死於癌症，約占全世界人口死亡總數的1/4。

　　美國、英國、法國、日本等先進工業國的癌症死亡率僅次於心血管疾病，居第二位。大量的研究表明：大部分的癌症是由環境中的化學致癌因數造成的，而這些因數又廣泛存在於地表水、地下水和經過處理的飲用水中。

　　到目前為止，美國飲用水中發現的化學污染物總數已超過2100種，其中已確認是致癌物和可疑致癌物的有97種，另有133種是致突變、致腫瘤或有毒污染物其餘90%的污染物中有沒有或有多少致癌物還未確定。這些致癌因數又是從何而來的呢？很顯然，地表水和地下水中的致癌因素主要是來源於工業廢水、化肥和農藥。

優質水的條件

好的飲用水需具有下列的條件:

1・不可含有有害生命體的物質。

2・要包含均衡的礦物質成分：不含任何物質的純水並不適合生命體，因為生命體的內部由金屬離子來調解細胞裡外的滲透壓。

3・水的硬度不可過高：專家建議水中鈣、鎂離子的含量最

好在50～150ppm，硬度過高的水容易產生水垢，且水的口感也不好，並且鈣質過高會降低米飯的味道。

4‧要呈現弱鹼性：人體是弱鹼性，使用鹼性水可降低酵素和抗氧化物質的活動，弱鹼性的水能幫助飲食的分解、消化與吸收等功效，並能增強免疫力。亦即，可維持體內的抗酸性。

5‧滿足以上的條件之後，水的分子團要小：水分子團小，代表在同樣的溫度下分子的運動較快。這樣的水有很好的吸收力，並不減低體內酵素的活動。

6‧要擁有六角形的結構。

7‧要有高度的還原力。

礦泉水Mineral water

雨水滲透到地下之後，長期從土壤裡吸收礦物質和碳酸，變成了地下水和泉水。自然水是對人體最好的水，Mineral代表無機營養物質的礦物質，與重金屬有所區別，雖然礦物質在人體所佔的比率僅是3.5%，卻扮演重要的角色。這種礦物質可分為多量元素與微量元素，其角色可作如下的整理。

礦物質的特徵與功能

區分	元素	特徵與功能
多量元素	鈣	・體內最豐富的陽離子，大約佔體重的1.5%～2.0% ・調節骨骼與血液之間的均衡。 ・成人一日需要量為800～1000mg。
	磷	・眾多酵素系統的補助角色。 ・成人一日需要量為800～1000mg。
	鎂	・細胞內的滲透壓、調節體溫、刺激肌肉成長。 ・缺乏鎂就無法吸收鈣質。 ・成人一日需要量為300～350mg。
	鉀和鈉	・細胞裡外的滲透壓、維持血壓等的角色。
微量元素	鐵	・讓血液裡的氧氣流動，有新陳代謝的重要角色。
	鋅	・蛋白質的合成，提升免疫功能。
	其他	・銅、錳、硒、鍺、氟、鎳等

　　將廢物排出體外等，並且為了內臟的正常運作，水是必要的。將人體裡新陳代謝所產生的熱能排出體外，夏天藉流汗調節體溫等，這些都是因水的作用而使人維持健康的生活。

　　人體所需的水量，因著氣溫、溼度、體質、體格、勞動量而有所不同。

　　肥胖的人比瘦的人需要更多的水，高大的人比矮小的人需要更多的水。當人體缺水時，將產生缺乏食慾、嘔吐、不舒適等的情況，嚴重的缺水甚至可導致死亡。人體也不能過分吸取水分，否則會降低血液中鈉的濃度，產生低血鈉的情形。

水分子團

　　水分子的結構並不是呈一直線，水分子圍繞在氧分子而形成彎曲的形狀，如同葡萄樹枝般組合在一起，所以叫做水分子團（Cluster）。

　　水分子團由5到50～60個水分子所組成，水分子團的大小直接影響到水味與人體的健康。利用核磁共振儀（NMR），可以明白分子的活動與水分子團的大小。長壽村和溫泉的水呈現較小的水分子團。

小水分子團水的特徵

1・滲透力強：水分子團較小的水分子因體積較小，很容易滲透到物質裡。

2・味道好：水分子團小，更能刺激舌的味蕾，所以人們說「好喝」、「口感好」、「喝起來很順口』」。

3・多喝也不會感到負擔：喝太多水分子團大的水，會讓肚子脹而感到不適。但水分子團小的水容易吸收，喝多也無妨，水分子團小的水容易被消化器官吸收。

4・傳熱度高，可快速沸騰：水分子團小的水活動速度快，擁有較大的能量，所以沸騰速度快，能量高，能使細胞活性化，有助於健康。

5・有助於健康：水分子團小的水，對於改善、預防疾病，有很大的效果。

鹼性水的分子團

鹼性水對細胞有強力的滲透力，因為水分子團較小。水是由氫和氧所組成的化合物，水分子並非單獨存在，而是幾個水分子組合在一起，而且水分子會不斷地結合、分開，水分子團

的形狀如同葡萄樹枝，所以叫做水分子團（Cluster）。一般認為決定水的味道是礦物質，但是最近發現還有其他的因素，那就是分子團（Cluster）理論。

松下和弘博士的研究

　　日本電子研究院的松下和弘博士，他使用核磁共振儀（NMR）反覆實驗，研究出自天水、井水、雨水、各種淨水器、鹼性水等的水分子團數字，NMR所測量的數字結果如下。

水分子團的比較：

水的類型	水的振頻	水的類型	水的振頻
雨水	119Hz	溫泉水	79Hz
泉水	122Hz	長壽村水	70Hz
礦泉水	94Hz	神經細胞	60Hz
井水	105Hz	鹼性水	54Hz
自來水	117Hz	蒸餾水	118Hz

　　根據實驗的結果，松下博士說：「水分子團越小，越能符合味覺細胞的喜好，因此味道更美。就如同陳酒的分子結構變小，味道變得更香醇的道理一樣。」

　　分子團小的水，較容易滲透到細胞裡，刺激細胞的抗酸性，並促進新陳代謝。這一點就是鹼性水對人體有益的重要因素。

六角水

　　六角水是由韓國科學技術院的田武植博士所提出的理論，根據田武植博士的理論，水的結構有六角形、五角形的環形結構。

　　有助於人體的水則是六角形環形結構。癌症組織裡含有許多五角形結構的水，所以六角形結構的水有助於治癌症。

　　因此專家稱體內喪失六角水的現象為老化，六角水的水分子結合狀態為六角形。然而如上所述，在液體的水裡，水分子以一千億分之一秒的時間，不斷地反覆結合分開，其形狀也不斷地改變。六角水代表水中六角水的比率較高者。

　　水的結構因溫度而不同，水溫越冷六角水的比率越高，在零下40℃的水裡，100％變為六角水。並且，除了溫度以外，水中

的離子和化學物質也能提升六角水的比率。水中的礦物質能影響
六角水的形成，其離子的電荷較大時，或者體積較小時，能強化
離子周圍的水結構，並提高黏性。

　　根據田武植博士的理論，六角水是攸關健康的根源，「小分
子團」的理論也是歸屬於六角水的理論，六角水能治療糖尿病、
便秘等慢性疾病。

喝水就會健康

　　我們的祖先早已明白水就是健康
的根源。自古以來人若生病，會先讓
病人多喝水，或用水洗淨，病情若沒
有改善，才會讓人吃藥，這是古代人
的習慣。

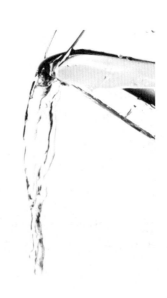

被稱為還原水的條件是？

像以前提到過的還原水有四種：

1・天然還原水。

2・礦物還原水。

3・金屬離子式還原水。

4・鹼性還原水。

這是經過日本厚生勞動省醫療認可的鹼性還原水（通稱：鹼性離子水，活性氫水）。

前幾天，在超市中發現了還原電位在－300mV以上的鹿兒島產瓶裝溫泉水，於是馬上購買下來。然後用ORP（氧化還原電位測量儀）測量後，發現只是普通的帶有＋150mV「氧化電位」的礦泉水。

通過這件事得出了首先在超市等場所購買「還原水」是不可能的。就算灌裝階段帶有負值還原電位，但到了我們消費者手中時「還原水」已經變成了單純的「氧化水」了。這是因為還原水帶有的負值還原電位會隨著時間逐漸減少的原因。現階段想要飲

項目	自來水	鹼性還原水	礦泉水
ph（酸鹼值）	7.0前後	9～10	7.0前後
總鹼度	28	112	31
Ca鈣	31.2	56.1	45.1
Mg鎂	5.8	7.8	6.8
K鉀	2.5	4.3	4.1
Na鈉	6.0	7.5	6.2
Cl氯	23.4	7.1	59.1
氧化還原電位	＋553mv	－283mv	＋251mv
水分子	117	58	108
滲透壓	中	高	中
溶解力	中	高	中
導熱‧導電率	中	高	中
殺菌作用	中	高	低
表面張力	高	低	高
日本厚生省醫療效果認證	無	有	無

用還原水，只有通過挖井，或是購買還原水過濾器。

　　通過電解產生的陰極水　通過電解產生的陰極水一般被稱為「還原水・電解還原水」。並且，其中大部分水的ORP（氧化還原電位）值顯示為負。那麼為什麼會顯示負值（還原力）呢？

　　這正是因為有「氫」的存在。氫具有「－420mv」的強力還原力（相對的氧具有＋815mv氧化力）。因此，氫的含量越多ORP值就會變得越低。那麼，數值在什麼範圍上最好呢？

　　同行業界一般將「擁有－200mv以上的還原電位」的水，稱為電解還原水。

　　至於所謂的還原水是將±0～－199mv之間的水，稱為「還原水」。

　　還原電位比－200mv更低的水，我們也可以認為是「電解還原水・還原水」。

5. Chapter

好水的新寵兒：水素水

經濟艙症候群

不知道你有沒有這種經驗，在飛往歐美的航班上，由於要飛十幾個小時，於是你就換上了拖鞋，等要下飛機時鞋子竟然穿不上，好不容易才擠了進去——這就是一種不是因為流失汗水但卻也與身體內水分不足有關的症狀，也就是「經濟艙症候群」。

何謂經濟艙症候群？在極度乾燥的機艙裡長時間久坐，因長時間維持同一姿勢，會使體內血液濃度上升，使得足部血管形成血栓，經血液循環進入肺裡，很可能因阻塞肺血管造成肺動脈阻塞，而造成心肌梗塞、休克等情況發生，嚴重時還會有死亡的危險。雖然並非每個人都有機會搭乘遠程的飛機，但是只要是長時間維持同一姿勢，例如：看電影、使用電腦、玩線上遊戲、開會、長途搭乘交通工具等等，都應補充含有電解質之運動飲料，可維持體內水分均衡，降低血液濃度，增加血流順暢。

人體是由細胞所組成的，人的疾病最終都可以歸結為細胞受損，人的衰老也是由於細胞老化或壞死所造成的。造成細胞病態或者老化的主要元兇就是過剩的氧自由基。

氧自由基是怎麼產生的呢？

氧氣通過人的呼吸進入到體內，有經血液中的紅血球運輸到各個細胞中。為了讓其在各細胞內產生能量，糖分和脂肪就會燃燒、消耗。此時，氧氣也會發生燃燒，其中有2％會變成活性氧。因為食品添加劑、含氯氣的飲料水等原因，腸內微生物菌群失調，引起腸胃內異常發酵，此時，活性氧會大量產生。

其他的還有，在激烈運動後、紫外線、吸煙、飲酒、手電磁輻射、精神壓力大時、接觸到細菌、病毒、大氣污染、放射線、透視、抗癌劑、染料等時候，人體內都會產生大量活性氧。

氫的主要功效為：抗氧化

選擇性的中和羥基自由基，亞硝酸陰離子等。氫離子與活性

氧結合，還原成水，排出體外。

　　富含氫離子的水素水。因此開始在國際市場上受到廣泛的關注。簡單的來說，水素水即為氫還原水，就是一種讓水中含有強還原力的氫、與普通的水不同的，通過其抗氧化還原力、隨著市場消費需求的多樣化，保健意識的增強，消費者在考慮單純解渴、避暑的同時，越來越注重產品的健康元素，使用產品後假如能帶來身體上的健康，將更受歡迎，所以飲用水在未來發展中，將從單一解渴、避暑逐漸向健康、營養、美容等轉變。

氫是最乾淨的能源

　　前面說過，氫氣是一種無色，無味，無毒和無臭的氣體。氫氣的獨特性質，決定了氫氣在生物上具有許多優點。一個比較明顯的特點就是氫有強大的穿透性，可以非常容易的進入細胞內如細胞核和線粒體等任何部位。這是奠定氫氣可以用於治療疾病的一個重要特徵。

　　大家或許會問，氫真的沒有毒嗎？答案是氫沒有任何毒性。早在1874年富於幻想的作家威爾斯就曾預言：世界能源最終將以

氫為基礎。從現在的發展趨勢表明，下一世紀將過渡到使用無碳燃料，而氫作為燃料具有獨一無二的優點。

在地球上，氫的來源是無限的，大海就是氫源。此外，當氫與氧化合——燃燒，放出大量的能量之後。又變成了水。氫本身無味、無臭、無毒，燃燒後不會像燃燒礦物燃料——煤、石油、天然氣等那樣產生一氧化碳、二氧化碳、二氧化硫、顆粒粉塵等汙染物質。然而，氫的燃燒循環與生物圈相吻合，即使生成一點點的氧化氮也無關大局，既不影響大自然中生命界的物質循環，更不會擾亂生命界的生存繁衍。總而言之，氫稱得上一種特別乾淨的能源。

日本政府已經認可人體攝取氫的安全性，並作為一種日本厚生省認可的食品添加劑名列在目錄中（第168號水素）。德國的諾爾登瑙洞窟神奇之水就帶有非常豐富的氫，對老年癡呆、糖尿病、憂鬱症、關節炎、皮膚病、過敏症、高血脂、心腦血管、動脈硬化、潰瘍、腳氣等都具有明顯的療效，也就是說氫是神奇之水的根本原因，氫具有治療疾病的作用。尤其對糖尿病治療效果是肯定的，美國和日本均有相關研究報導。

水素水的未來

　　水素水飲料有望成為飲料市場的新寵和主流發展趨勢。水素水的氫離子可以和體內多餘的活性氧結合成水（$H_2 + O = H_2O$），隨尿排出體外，幫助細胞新陳代謝，安全、綠色環保對人體沒有任何毒副作用，沒有明確的禁忌症與禁忌人群。水素水的產業化符合現代食品工業「營養、衛生、方便」的發展趨勢。

　　水素水在未來飲料和保健食品領域內都將具有一定地位，不僅可以作為人們的日常飲用水，還可以作為營養補充劑或功能性食品的原材料和配料使用。如添加到嬰兒食品中，美容面膜中，可以增強孩子免疫力，幫助女性皮膚美白，祛除老年斑等。

　　並且從本書附錄的論文資料，我們也可以看出各國專家，一致致力於研究水素水對醫學上的影響力！相信不久會開花結果，讓人類因健康而獲得更美好的幸福感。

認識水素水產品

水素水自從發現氫分子生物醫學效應以來，相關產品的商業化進程也相繼誕生。

氫水就是典型的氫分子生物學效應的實際應用產品。

氫水又稱水素水（水素就是日文的氫）。

至於水素水，意為含有豐富氫氣的水。

消費者在選購富氫水之前，先要清楚水素水的作用機理並不是水本身的效應，更不是所謂水的弱鹼性、負電位、離子特性的功效。真正起作用的是水中含有的氫氣！這點一定要先搞清楚。選購時，注意以下幾點：

1·不要被水素水的名稱所迷惑

水素水未必都是含有豐富氫氣的水，關鍵看水素水中氫氣到底它含量到什麼程度。氫水（水素水）中的氫氣含量一般用PPM表示。氫氣在水中的飽和濃度大約是0.8PPM，濃度大於0.8PPM

的水素水就是過飽和氫水。

目前市面上多數產品（水素棒、富氫水機、電解水機以及大部分瓶裝或者袋裝水素水）的濃度都在0.8PPM以下；過飽和濃度的水素水必須採用特殊的工藝，強制性將氫氣溶入水中並需要特殊的包裝和儲存方法。這種方法製造的水素水，濃度可以達到3－5PPM甚至更高。同樣聲稱水素水，濃度從0.1PPM到5PPM。差別很大！濃度高低不要輕信產品的廣告宣傳，要以實際檢測料為準。檢測方法以協力廠商氫濃度檢測首選。

2・電解式水素水機

採用電解水的方法，通常我們說的電解水機就是其中一種，在過去的幾十年期間，電解水一直被認為可以針對某些疾病有輔助治療效果。在日本，電解水是通過國家衛生管理部門認可和推廣的。過去的理論認為電解水之所以具有醫學效應，是因為電解後的水具有弱鹼性、小分子團結構。

自從發現氫分子醫學效應以後，目前認為電解水效應的本質也是氫氣效應。電解式水素水機分為二種，一種直接接入自來水管，利用PP棉、活性炭等濾芯先淨化水質，再通過電解槽電解，另一種是直接將乾淨的飲用水注入電解裝置電解，經過一定的電解時間倒出。

電解水素水機的電極很關鍵，劣質電極很容易被氧化且水中的重金屬含量因電解而增多。電解水素水機的產氫量和電解水的電極、電解時間、電解槽結構形式等有關，選購時，還是要以水中的氫氣濃度為選擇依據。

3・瓶裝或者袋裝水素水

這種成品水素水，是通過特殊工藝將高純度的氫氣溶解在純淨水或者其它礦泉水中，然後密封在容器裡而製成。氫氣濃度取決於製造工藝，一般可以做到0.5～0.8PPM，採用高壓工藝方法可以達到3PPM甚至更高。選購時，請認準濃度指標（不要輕信標籤上的濃度，最好是先購買一瓶送協力廠商檢測，以檢測結果為依據）。

4・固體水素水保健品

這種產品以日本引進為主。膠囊形式的包裝，膠囊裡面是粉狀的白色粉末。負氫離子膠囊就是其中的一種。這種食品粉末進入胃裡，遇見水就產生氫氣，使用很方便，而且氫氣的釋放時間相對於以水為載體的水素水要長。選購時可以通過膠囊中的粉末溶解在水中，再檢測水中的氫濃度作為依據。綜上所述，無論哪

種方法產生氫氣，最終都以氫濃度為關鍵指標！

　　氫分子是極易逃逸的，購買時還應該注意包裝和存放方法。玻璃瓶、鋁瓶對氫氣具有很好的封存效果。袋裝水包裝通常也有一層鋁膜作為密封材料。瓶裝和袋裝各有利弊，選購時請根據需要而定。袋裝水最大的優點是運輸成本低，攜帶方便。從儲存的遠期效果看，瓶裝要比袋裝的好。瓶裝水素水瓶口朝下更有利於保存氫含量的穩定。

　　水素水的本質是氫分子的醫學效應，水只是作為載體，但是水的品質也是格外的重要。對水質的要求是安全、衛生、具有活性為原則。

　　氫是一種化學元素，在元素週期表中於第一位。它的穿透性很強，因此，在儲存水素水的裝置上目前採用鋁箔包裝，因為鋁箔密封性更好，微小的氫分子無法從包裝材料中滲出。或者用鋁罐。同時要注意生產時間，選購時要購買最近時間生產的。再好的包裝和儲存方法，氫氣也存在緩慢洩露的可能性。

　　因此，在飲用水素水時，只要打開包裝，就必須在短時間內喝完，如果超過了一小時，那就是在喝白開水了。

抗氧化的新利器

水素水具有超過所有維生素A、C、E、綠茶等人類已知的抗氧化劑，負電位達到令人驚奇的−500mV，全面清除人體惡性活性氧（自由基）。

水素水是最好的抗氧化物，集高氫量、弱鹼性、負電位、小份子水為一體，平衡身體酸鹼度，可有效防止多種疾病。水素水很容易进入細胞通道，參與新陳代謝，從而促進細胞排毒，增加了細胞的水合作用，提升人體的免疫力。對膽結石的融化、心腦血管、腦動脈硬化、高血壓、糖尿病、癌症、改善女性生理週期、腸胃循環、便秘、消除女性更年期症狀、排除身體毒素等均有顯著的改善和預防的作用。

水素水除了飲用外，還是非常有效的保濕化妝水，對皮膚美容、祛除色斑特別有效。用水素水洗臉，讓皮膚遠離活性氧的危害，肌膚能變光滑，延緩肌膚衰老。每天飲用水素水會消除脂肪肝，排除腸毒，恢復體力，減肥效果明顯。

在潛水醫學領域，使用高壓水對活性氧的影響

氫還原水	-30％
維生素C	-22％
礦泉水	10％
自來水	25％

水素水和市面的電解水、能量水的比較

產品名稱	分子結構（奈米）	氧化還原電位（Mv）	弱鹼性	礦物質微量元素	氫容存度（H-ppm）	殺菌去氯功效
水素水	0.5～1	-250～-500	是	豐富	0.69～1.49	有
其他功能水	2.6～6	-100～200	是	豐富	0.03～0.15	無

　　PH值在7～11是鹼性體；PH2～7是酸性體；氫擁有－420mv的能量，是負電離子，是鹼性。

什麼是電解水？

　　將淨化後的自來水通過帶有直流電的電解分離設備（依同性相斥異性相吸的原理）會把水中，帶正電的鈣、鉀、鎂、鈉等陽離子匯集到陰極成為帶有（－）電位的鹼性電解還原水；而帶有負電位的氯、三鹵甲烷、磷酸、硫酸、硝酸等陰離子匯集到陽極成為帶有（＋）電位的酸性氧化水。

　　雖然在一般食物及飲水中也有鈣、鉀、鎂等礦物質，但這類物質多是安定性很強的複合型態，不易被人體吸收；而電解水之還原水其礦物質酸根已被分離成離子型態，且帶有還原（－）電位，進入人體容易被吸收，且會不斷的在體內找尋帶有中正電離子的酸性毒素及代謝物結合，迅速的排出體外。

　　因此，長期飲用電解還原水，可以有效的改善體質，增進人體的抗體免疫力及自然的自癒力。

電解水最具重要之三大特色

一再強調電解還原水不僅是乾淨之水，它能改善身體體質，酸性體改成鹼性體，得個健康的身體，能對各疾病具有療效。主要是它的三大特色：

1‧呈鹼性

水經電解時，水中之鈣、鎂、鉀、鈉等正離子被陰極吸收後，氫氧離子增加而呈鹼性，可中和體內酸毒，改變酸性體質。

2‧細小分子

一般水之分子團約為13～16個分子團，經電解後水分子團縮小至5～6個分子團，礦物質已被離子化，溶解力、滲透力強，人體容易吸收，更能有效清除細胞及血液中之老舊廢物，促進新陳代謝。

3・具有氧化還原電位

具有－250mv以下的驚人氧化還原電位，能迅速消除自由基（活性氧），中和酸毒，徹底清除人體致病因子。

各國陸續投入研究

孫學軍教授認為，從學術角度來說，國際上對於氫氣生物醫學的認可度非常高。

第一，美國、日本和中國是研究氫氣醫學生物醫學效應最多的國家，每個國家都有幾十篇以上的文章發表，每個國家都有幾十個研究機構參與，更有像哈佛大學，匹斯堡大學，東京醫科大學，日本的國防醫學研究院，中國的第二軍醫大學，上海交通大學，復旦大學，第四軍醫大學，首都醫科大學，協和醫科大學等國內外知名的研究機構。瑞典斯德哥爾摩專門頒布醫學和生理學諾貝爾獎的卡羅琳醫學院，也有學者參與氫氣醫學效應的研究。匈牙利、德國、韓國等都有學術機構積極參與這方面研究。從這

些方面來看，說明目前學者們對這個領域是比較認同的。

第二，中國也有眾多從事氫氣生物醫學效應研究的學者，僅國家自然科學基金項目在短短四年內已經超過30項。

第三，學術研究規模不斷擴大，2013年內，國際上發表的相關研究論文就超過100篇，作為一個新的研究領域，這樣的發展速度是十分驚人的。雖然學術研究很熱鬧，但比較遺憾的是，國內臨床醫學及大眾對於氫氣的認可度不太夠，臨床上遠沒有實現廣泛應用，也還沒有形成比較大的市場產業規模。

日本水素水產業的發展

查閱國外大量相關資料發現，日本市場上各種類型的水或飲料有上百個品種，其中功能性飲品都具有不同的功效，消費者可根據自身狀況選擇適合自己的飲用水或飲料。而水素水（富氫水）的發展經過了大致如下發展過程。紮實的科學研究是氫產業發展的先導，由日本東京醫科大學率先開始，多個醫療科研機構參與，開展了從動物實驗到臨床研究、基礎機理等方面的科學探索，幾年來日本氫分子醫學研究一直走在世界前列，在國際醫學

期刊發表論文100多篇。隨後，東京TSUJI診所等醫療機構已經開始製備富氫生理鹽水用於一部分病人的醫治。

在水素水用於人體健康及疾病治療具有積極意義的科研成果出現後，日本企業發現了商機，積極踴躍參與進來。一方面將水素水推向以大眾為主的健康飲品市場，另一方面積極以多種形式贊助醫療機構開展深入研究，並不斷推進產品的更新換代，從鎂棒、氫水機等化學技術製造水素水的一代產品，過渡到應用納米膜滲透技術物理方法生產的袋裝水素水二代產品。同時陸續推出以氫氣為核心的水素水周邊產品，如氫保健膠囊、含氫化妝品、富氫沐浴劑以及可直接呼吸氫氣的專業設備。

2008年北京奧運會，日本多家水素水作為日本代表團的贊助飲品，成為了包括棒球、柔道等多個優勢項目選手的推薦產品。

2012年袋裝水素水已經成為日本氫健康產品中的主流，並不斷細分市場，超過20個品牌分別側重於中青年精英人群、女性養顏美容、中年群體亞健康調理、老年人改善體質或疾病預防、運動型飲品甚至寵物專用水素水。

2013年3月在舉辦的日本健康博覽會上，氫類產品受到了特別關注，專門設立了一個水素水及相關產品展廳，並舉辦了多場有關氫產品的講座、研討會及發布會。

經過幾年來的市場培育與發展，氫氣應用於健康的理念在日本深入人心。各種氫類產品遍布在運動場、健身房、醫療機構、

咖啡廳、氫吧、美容店、養生會館等場所內，富氫水自動售貨機也開始進入人們的視線。

日本研究氫產品最積極

根據日本產業新聞調查，日本2012年氫類產品的銷售總額約為165億日元，2013年預計達到200億日元的市場規模，年增長率超過20％。

同時，日本產品新聞編輯社對水素水產品主要廠商調查顯示，大型網絡B2C企業，在2012年的銷售額略有減少，但商店及水素水企業銷售網站等專業製造及銷售商的銷售額卻增長了20％到50％，其增長勢頭和2011年相比有翻一倍的趨勢。該現象說明消費者在認同水素水作為具有健康與功效的特殊飲品的同時，更需要專業化諮詢與服務並得到其他附加價值。

據了解，在日本已經有東京醫科大學等幾家科研機構，在向政府申請藥品批號，計劃主要用於減輕癌症放化療過程中病人的不良反應。如果氫產品作為藥物的審批一旦出現，其市場規模還將呈現爆炸式增長。

大陸發展富氫水產業的現狀

大陸氫分子醫學研究近幾年風生水起。

截至2013年，氫氣生物醫學效應獲得的國家自然基金項目已經超過30項。包括解放軍總醫院、協和醫院、海軍總醫院、二軍大附屬長海醫院等幾十家醫院和科研機構開展了近200項氫氣生物醫學研究，涉及疾病60多類，基本上包含了代謝綜合症、帕金森症、癌症、各類炎症、便秘、B肝等所有常見病，且幾乎都取得了令專家們興奮不已的成果。

為什麼要研發富氫水

談到為什麼會開展富氫水（水素水）研發項目，史楊表示，多年來，他一直在從事物理混合技術的研究，接受富氫水這個概

念也是機緣巧合。主要是看重氫氣在解決慢性疾病中所發揮的作用，大陸有1.14億的糖尿病患者、近2億高血脂患者、3.3億高血壓患者，如果能夠參與慢性病的防治，其市場規模不可限量。

孫學軍教授披露，3月19日中國氫分子生物醫學學專業委員會成立大會將在北京召開，委員會匯集了近200名來自全國各大科研機構、院校研究氫分子生物醫學學的專家學者，會上還將有來自日本、韓國的專家報告其最新的研究成果。一個產業從誕生到興旺，必須具有廣泛的社會需求和體係化的科學研究做支撐，而富氫水已經具備了這兩個條件。

孫教授說，氫氣作為潛水呼吸氣體被人呼吸的應用研究已經有50多年了，無論從理論上還是實際應用中都還沒有發現氫氣的副作用，富氫水將會開拓出一個疾病非藥物療法的新領域。

水素水發展史

早在100多年前，世界聞名的法國「盧爾德泉水」、德國「諾爾登瑙泉水」就被人們發現對多種慢性疾病有很好的治療效果，因此得名「聖水」並流傳至今。

1998年日本朝日電視臺《探明真相》曾調查此水，發現此水能夠治療多種疾病並非子虛烏有，並採樣研究發現其與普通泉水差異並不是很大，唯一較大差異是其泉水中含有豐富的氫氣，難道氫氣可以治病？在當時的科學條件下還不得而知。

2007年日本醫科大學Ohsawa教授在世界著名雜誌《自然醫學》上發表了長篇論文《Hydrogen acts as a therapeutic antioxidant by selectively reducing cytotoxic oxygen radicals》（氫氣作用通過選擇性地減少細胞毒性的氧自由基的抗氧化治療）。這一發現，正式拉開了氫分子生物學效應的研究和相關產業的序幕：

2007年日本醫科大學Ohsawa教授發現氫分子可清除人體自由基，對衰老及多種因自由基引起的慢性病，具有很的神奇治療作用。

2008年來自美國、德國、法國、瑞典、南韓的科研機構加入氫分子醫學效應研究中；同年來自日本醫科大學的太田成男教授發表「氫分子將給醫學界帶來革命性影響」的言論。

2009年日本率先突破氫分子難溶於水的技術難題，生產出飽和氫氣水，即水素水，也就是富氫水。

2010年由於水素水的熱銷，這一年，日本國內短時間內出現了30餘家水素水的生產廠商。

2011年日本福島核電站洩露，給水素水市場帶來井噴式增長，全年僅網路銷售額就達到200億日元。

2012年來自世界12個發達國家、1700名科研人員發表了450篇氫分子醫學效應論文，發現由自由基引起的62種疾病都具有良好的效果。此時，全球水素水（富氫水）市場已經迅速達到了220億美元的規模。

2013年年底氫分子生物學效應研究項目已經獲得「國家自然科學基金項目」29項，來自全國11家三甲醫院的170名醫生及科研人員加入氫分子生物學效應的研究當中。

水素水是建立在氫分子生物學效應上的產業，其採用日常飲用的手段無疑是從臨床到日常的最佳途徑。而氫氣由於難溶於水的化學性質，迫使生產水有著非常高的技術門檻。

富氫水到底對我們的身體有什麼用？

來自第二軍醫大學的孫學軍教授在中國最早接觸氫分子生物學，在業界被譽為「中國氫分子生物學第一人」。孫教授告訴記者：「現代醫學認為物質的腐化是酸化（氧化）的過程，呼吸氧氣、吸煙飲酒及環境污染等都會使人體內產生大量過氧自由基，它會肆意破壞細胞組織，造成基因疾病和機體衰老。活性氫可以

有效祛除體內自由基，富氫水（水素水）具有超過維生素C、胡蘿蔔、卵磷脂等所有人類已知抗氧化物的抗氧化性，對過敏性皮炎、便秘、高血壓、糖尿病、癌症等由自由基引起的各類症狀都有強大的防護作用。經常飲用富氫水，能夠很好的促進新陳代謝，使每個細胞都能保持健康的狀態，祛除體銹，延緩衰老。」

　　孫教授還表示：氫分子生物效應以及富氫水行業雖然經歷著前所未有的發展速度，可是在整個「科學發現」的大歷史中它還屬於初期，這個過程有點類似現在很熱的3D印表機，1986年就有了人類史上第一台3D列印設備，當時也被很多人認為是天方夜譚，直到今天人們才廣泛關注。

　　氫分子醫學的風格更像是中醫，它更多體現在調理、預防、緩解、也可根據自身條件達到根治。所以它未來的前景更傾向於難以根治的慢性病和延緩衰老以及促進身體健康，但這意義已經足夠重大，它將影響整個醫療領域，改寫醫學界的歷史（2014年二月互聯網訊息）。

Chapter 6.

21世紀の水革命

大自然賦予H$_2$O的英文意義

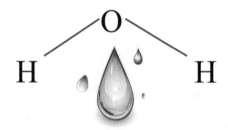

Hydrogen   offers   Health

氫   提供   健康

飲用水演化史

　　人類的健康與生活都離不開水，遠古不提，以近代來說，我們的飲用水也逐年在產生變化。

　　純淨水→礦泉水→電解水→富氫水

	自來水	分子團
1970年代	RO逆滲透水	大分子團水
1980年代	包裝飲用水、礦泉水	大分子團水
1990年代	電解水、鹼性水、能量水	大分子團水
2003年	水素水（鎂棒產生的氫水）	大分子團水
2010年迄今	負氫離子水	小分子團水

氫水（Hydrogen water）

　　氫是原子序數為1的化學元素，化學符號為H，在元素週期表中位於第一位。是最輕的，也是宇宙中含量最多的元素，大約佔據宇宙品質的75%。主星序上恒星的主要成分都是電漿態的氫。而在地球上，自然條件形成的游離態的氫單質相對罕見。

　　氫含1個質子，不含中子。在離子化合物中，氫原子可以得到一個電子成為氫陰離子（以H^-表示）構成氫化物，也可以失去一個電子成為氫陽離子（以H^+表示，簡稱氫離子），但氫離子實際上以更為複雜的形式存在。

氫除稀有氣體外，幾乎與所有元素都可形成化合物，存在於水和幾乎所有的有機物中。

氫在酸鹼化學中尤為重要，酸鹼反應中常存在氫離子的交換。氫作為最簡單的原子，在原子物理中有特別的理論價值。

氫的形態

負離子氫 H-	帶負電的氫原子，氫原子得到一個電子成為氫陰離子。
正離子氫 H+	帶正電的氫原子，氫原子失去一個電子成為氫陽離子。
氫分子 H_2	2個氫原子。
氫氣	氣體狀態氫。
氫水	用電解法、特殊吸藏法，使水中富含氫。
飽和氫水	富含飽和狀態的含氫水。

負氫離子的重要性

　　人類是利用呼吸作用中的氧，來燃燒食物裡的氫，藉此製造出負氫離子，東西在氧氣裡很容易燃燒，但氧本身不會燃燒的，會燃燒的是氫，氫不只會燃燒，還會爆炸，氫才是能量的來源。

　　人體共有60兆個細胞，細胞的核心是細胞的發電機粒線體，在他的中心一直轉個不停的就是TCA循環迴路叫做脫氫，會將食物的氫分離出來也是製造負氫離子的一個過程藉著燃燒養促成TCA循環中的酵素，反應來製造負氫離子。TCA循環迴路是一種酵素的名稱，在這裡它會製造H^-釋出電子產生能量也就是ATP，要是從這裡可以自外部取得負氫離子，結果是它的作用會增強越轉越快。

　　我們所攝取的養分包括碳水化合物，葡萄糖，脂肪酸，蛋白質，胺基酸，這些營養素都是在這裡進行代謝利用。換句話說：只要各種營養素有效的燃燒就會產生加乘效果，能夠產生這種可能性就是H^-。

　　食物裡最重要的其實是氫，人類是利用呼吸作用中的氧，來

燃燒食物裡的氫，將身體不需要的氧和碳排出體外也就是CO_2和H_2O，呼吸過程必要的氧它的副產品有2%～3%會變成有害的活性氧，H^-會釋出電子藉此消除活性氧自由基。具有很強的抗氧化效用H^-還會進入粒線體和菸鹼氨酸NAD共同作用，幫助ATP能量的產生，能夠消除代謝上的障礙，提高運動選手的體力，最後是那個一直在轉動得部分，它可以促進糖和脂肪等營養素的利用和代謝，也就是具有避免多餘的營養素吸收，讓身體有效利用必要營養素的作用。

負氫離子與身體健康

　　它會增強身體導電係數，平衡並維持身體的酸鹼度，使細胞間訊息交換良好。

　　它也是最強的抗氧化劑，可以移除細胞內外最毒的活性氧特別是烴氧基，它們是退化性疾病及老化的元兇。

　　一般抗氧化劑給自由基一個電子後，本身就變成一個較弱的自由基，負氫離子不一樣，不會變成另一個不穩定，且有傷害的自由基。

　　每一個氫原子超小，因此可以供應每克物質的電子數很龐大，是其他抗氧化劑的好幾百倍。

　　在體內形成一種特殊生物環境，讓有害的微生物像是酵母菌、細菌、病毒、寄生蟲無法生存，也不利癌細胞的存在。

　　所有體內的化學反應步驟都需要氫，足夠的氫會提升新陳代謝活動，包括酵素、荷爾蒙、肝臟、心臟、神經功能。

　　氫是生命燃料，氫攜帶氧進入細胞後，氧把氫燃燒產生ATP（能量），附帶產生純水，因此負氫離子是一個沒有熱量的細胞能量來源。

　　產生的水充份供應細胞。脫水的細胞它的細胞膜會楊陷像是漏氣的球，容易互相粘著，營養進毒素出會受阻礙，功能就會下降，甚至早衰、早死。

負氫離子（H-）消除羥自由基（‧OH）
負氫離子（H-）＋氫氧自由基→水

負氫離子（H-）消除羥自由基（‧OH）

負氫離子（H-）＋氫氧自由基→水

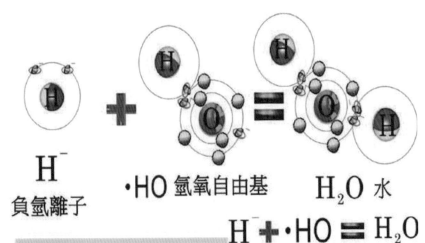

H^-
負氫離子

‧HO 氫氧自由基

H_2O 水

$H^- + \cdot HO = H_2O$

$Mg + 2H_2O \rightarrow Mg(OH)_2 + H_2$

氫氧自由基為毒害最強的自由基

負氫離子（H-）能穿越BBB及血眼屏障（BEB）、腦血管障壁（BBB）

負氫離子（H-）能穿越BBB及BEB

血眼屏障(BEB)、腦血管障壁(BBB)

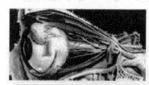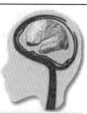

血眼屏障 (Blood-Eye Barrier; BEB)	腦血管障壁 (Blood-Brain Barrier; BBB)
血眼屏障包括血房水屏障、血視網膜屏障等結構，它使全身給藥時藥物在眼球內難以達到有效濃度，因此大部分眼病的有效藥物治療是局部給藥。脂溶性或小分子藥物比水溶性大分子藥物容易通過血眼屏障。	腦血管障壁指在血管和腦之間有一種選擇性地阻止媒些物質由血進入腦的「屏障」。 血管障壁幾乎不讓所有的物質通過，除了氫氣、氧氣、二氧化碳和血糖，大部分的藥和蛋白質由於分子結構過大，一般無法通過

對腦部的效用負氫離子（H-）能穿越腦血管障壁、血眼屏障的原理

HOH富氫水－對腦部的效用

負氫離子（H-）能穿越腦血管障壁、血眼屏障的原理

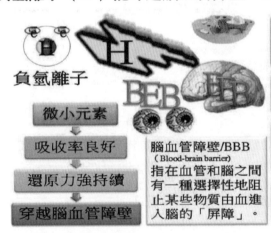

負氫離子

微小元素

吸收率良好

還原力強持續

穿越腦血管障壁

腦血管障壁/BBB
（Blood-brain barrier）
指在血管和腦之間有一種選擇性地阻止某些物質由血進入腦的「屏障」。

中和並消除導致腦老化主因的自由基，守護大腦

預防改善腦中風、腦部的疾病

預防阿茲海默症（癡呆症）、精神病、憂鬱症

改善記憶力衰退、活化腦部功能

什麼是ORP值－氧化還原值？

所謂ORP指的是Oxidation（氧化）、Reduction（還原）、Potential（電位）的英文字母組合而成，稱之為氧化還原電位，用來測量物質的氧化程度，還原（抗氧化）程度則以數值mv單位表示。

具有氧化能力者以$^+$（正）表示。具有還原能力者以$-$（負）表示。一般家庭用自來水都是正電位表示含有氧化力，而水污染越嚴重的地方其正電位值越高。我們大多數人的身體都不斷的被氧化。

所謂「氧化」：意指生鏽、老化、腐化，而要防止被氧化就必須多食用具還原力的食物；特別是讓體內吸收有負電位還原能力的水分，對恢復健康最有幫助。

水溶液也可以測量它的氧化還原值ＯＲＰ，或稱為「REDOX」值，藉以分辨它的化學反應是屬於氧化或還原。

氧化是分子或離子失去電子的過程，但通常氧化與還原是同時發生的，也就是一個元素若發生氧化，則另一個必然伴隨產生還原。

測量氧化還原電位（ORP），即是在量測黃金或白金電極與參考電極間的電位差。一般利用在pH電極（Ag/AgCl）中的參考電極，同樣也被使用在氧化還原電位的量測上。ORP電極通常被使用於監測許多化學反應過程，特別是逆反應。

負離子、正離子對身體的效應

負離子、正離子對身體的效應

對人體的效應	負離子	正離子
一般反應	鎮靜、催眠、鎮痛、鎮咳、止汗、增加食慾	刺激、失眠、碩痛、頭疼、寒熱煩燥、不舒服
血壓	降低	升高
脈搏	減慢	加速
血pH值	增高（偏鹼性）	降低（偏酸性）
血糖	降低	升高
血小板	減少	增加

尿量	增多	減少
疲勞後恢復	快	慢
支氣管織毛運動	增強	減弱
呼吸	減慢	加涑

我們必須認識「自由基」（活性氧）

什麼是「自由基」？

簡單的說，自由基，即活性氧。就是「帶有一個單獨不成對的電子的原子、分子或離子」，它們可能在人體的任何部位產生。例如，粒腺體，它是細胞內產生能量（進行氧化作用）的主要位置，因為是進行氧化作用的地方，因此也是產生自由基（過氧化物）的主要地點。

其實並不是所有的自由基都是對人體有害的，例如，一氧化氮，它是人體自行產生、具有許多功能、且相當重要的物質，不過當它因為某些原因而產生過量時，也會產生危害，造成疾病。人體內的自由基由有許多種，有人體自行合成，具有重要功能

137

的；或在新陳代謝過程中產生的；也有來自外界環境的。有些自由基相當活潑（通常是小分子量的物質），具有搶奪其他物質電子的特性，而分子量較大的自由基通常並不活躍。例如，維生素 C、E自由基，他們可以利用自身結構的特性來穩定不成對的電子，所以並不太會攻擊別的物質。

這些較活潑、帶有不成對電子的自由基性質不穩定，具有搶奪其他物質的電子，使自己原本不成對的電子變得成對（較穩定）的特性。而被搶走電子的物質也可能變得不穩定，可能再去搶奪其他物質的電子，於是產生一連串的連鎖反應，造成這些被搶奪的物質遭到破壞。人體的老化和疾病，極可能就是從這個時候開始的。尤其是近年來位居十大死亡原因之首的癌症，其罪魁禍首便是自由基。

五種常見毒害身體的自由基

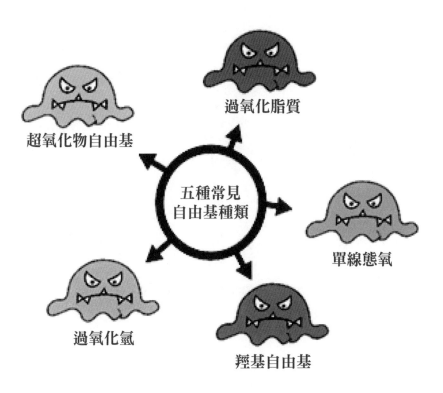

超氧化物自由基

過氧化脂質

五種常見
自由基種類

單線態氧

過氧化氫

羥基自由基

自由基所引起的疾病

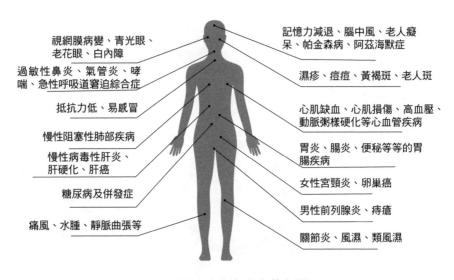

視網膜病變、青光眼、
老花眼、白內障

過敏性鼻炎、氣管炎、哮
喘、急性呼吸道窘迫綜合症

抵抗力低、易感冒

慢性阻塞性肺部疾病

慢性病毒性肝炎、
肝硬化、肝癌

糖尿病及併發症

痛風、水腫、靜脈曲張等

記憶力減退、腦中風、老人癡
呆、帕金森病、阿茲海默症

濕疹、痘痘、黃褐斑、老人斑

心肌缺血、心肌損傷、高血壓、
動脈粥樣硬化等心血管疾病

胃炎、腸炎、便秘等等的胃
腸疾病

女性宮頸炎、卵巢癌

男性前列腺炎、痔瘡

關節炎、風濕、類風濕

研究證實，至少有70種以上的疾病與自由基有關。

可以說，自由基是「萬病之源」。

好水的條件（富氫水）

好水的條件

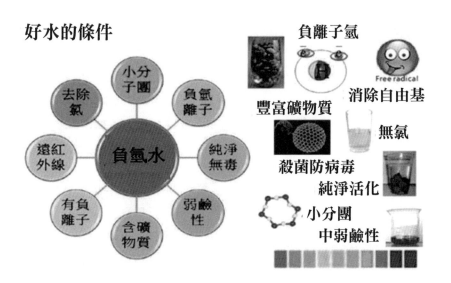

負離子氫

豐富礦物質

消除自由基

無氯

殺菌防病毒

純淨活化

小分團

中弱鹼性

HOH的特性－小分子團水的分子團變小

水的分子團變小

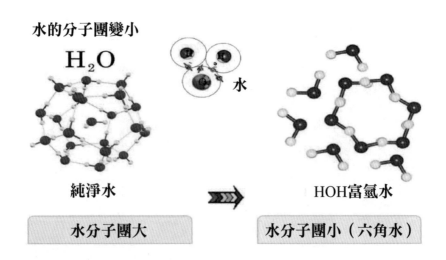

純淨水　　　　　　　　　　　　　　HOH富氫水

水分子團大　　　⟹　　　水分子團小（六角水）

HDC溶存氫值測定
（Hydorogen Density Counter）

　　溶存氫是溶液中含氫原子、氫離子的濃度。溶存氫的測定則是測定液體中含氫的濃度。單位以ppb或ppm表達。

　　世界各地陸續發現可治病的奇蹟水（活水、山泉水、岩洞水）等，經科學檢測後都含有濃度不等的「氫」元素或是「重水」濃度較低。

Nordenau Phenomeno奇蹟的水

　　德國的Nordemau（諾爾登瑙）、法國的Loudes（盧德）、墨西哥的Tlacote（拉可蒂）、日本富士山的水，並列世界四大有名的天然泉水，含有氫的水。溶解氫（日本稱為溶存水素）的含量：

德國～諾爾登瑙→0.35PPb

法國～盧德泉→0.60PPb

墨西～哥拉可蒂→0.50PPb

日本～富士山→3.00PPb

　　表達溶液濃度時，1ppm即為1ug/ml；表達固體中成分含量時，1ppm即為1ug/g或1g/t。

　　1ppb為1ppm的千分之一。PPm是10的－6次方，PPb是10的－9次方。

ＨＯＨ富氫水的三大特點

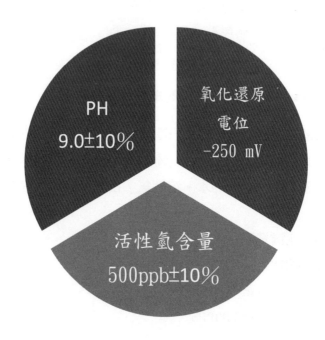

ＨＯＨ富氫水好在哪裡？

它把一般水的pH值調整至弱鹼性9.0±10%，有效改善身體體液酸化環境及幫助身體加速新陳代謝。鹼化體液，可以促進酵素活性，激化體內抗氧化作用，並中和體內的酸毒。

氧化還原電位ORP＝-250mV，可使的水分子團小，易於人體吸收，促進新陳代謝，並使水中電位轉變 具良好之滲透性、溶解性。

氫本身就是一種最佳天然抗氧化劑 ，所以內含負氫離子的水具有很強的還原功能，可以中和身體血液和細胞裡的活性氧（自由基）。

附錄

2012年～14年
富氫水（水素水）的論文資料

★心臟移植的炎症相關的惡化（2014年胃腸病醫學期刊）

Hydrogen-supplemented drinking water protects cardiac allografts from inflammation-associated deterioration

World J Gastroenterol. Feb 14, 2014; 20(6）: 1614–1622.

Published online Feb 14, 2014. doi: 10.3748/wjg.v20.i6.1614

氫補充飲用水保護心臟移植的炎症相關的惡化

http://onlinelibrary.wiley.com/doi/10.1111/j.1432-2277.2012.01542.x/full

★腎毒：化學治療藥物Cisplatin所導致之腎毒（2010年英國輻射期刊）

Experimental verification of protective effect of hydrogen-rich water against cisplatin-induced nephrotoxicity in rats using dynamic contrast-enhanced CT

運用動能對比增強電腦斷層掃描在老鼠實驗證實：富氫水有效保護使用化學治療藥物Cisplatin所導致之腎毒。

Kitamura A, Kobayashi S, Matsushita T, Fujinawa H, Murase K.

Br J Radiol. 2010 Jun;83(990）:509-14. doi: 10.1259/bjr/25604811.

PMID:20505032[PubMed - indexed for MEDLINE]

http://www.birpublications.org/doi/full/10.1259/bjr/25604811

★肝炎及肝癌（2012年肝病期刊）

Hydrogen-rich water prevents progression of nonalcoholic steatohepatitis and accompanying hepatocarcinogenesis in mice†

富氫水可以防止非酒精性脂肪性肝炎和伴隨小鼠肝癌的進展

Hepatology. 2012 Sep;56(3）:912-21. doi: 10.1002/hep.25782. Epub 2012 Jul 17.

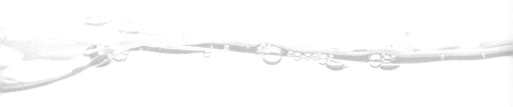

http://onlinelibrary.wiley.com/doi/10.1002/hep.25782/full

★防止脂質沉積在下行主動脈（2012年口腔生物科學期刊）

Hydrogen-rich water prevents lipid deposition in the descending aorta in a rat periodontitis model

富氫水可以防止脂質沉積在下行主動脈於以大鼠牙周炎模型的實驗

Arch Oral Biol. 2012 Dec;57(12）:1615-22. doi: 10.1016/j.archoralbio.2012.04.013. Epub 2012 May 17.

Ekuni D1, Tomofuji T, Endo Y, Kasuyama K, Irie K, Azuma T, Tamaki N, Mizutani S, Kojima A, Morita M.

http://www.aobjournal.com/article/S0003-9969(12）00137-9/abstract

★疲勞恢復：優秀運動員之肌肉疲勞恢復（2012年醫用氣體期刊）

Effects of drinking hydrogen-rich water on muscle fatigue caused by acute exercise in elite athletes

飲用富氫水對爆發性運動於優秀運動員所導致之肌肉疲勞恢復

Med Gas Res. 2012 Apr 20;2(1）:12. [Epub ahead of print]

Aoki K, Nakao A, Adachi T, Matsui Y, Miyakawa S.

http://www.biomedcentral.com/content/pdf/2045-9912-2-12.pdf

★靜脈移植行動脈之功能（2012年心血管研究期刊）

Oral intake of hydrogen-rich water inhibits intimal hyperplasia in arterialized vein grafts in rats

經口攝入的富氫水抑制內膜增生在大鼠靜脈移植動脈化之實驗

Cardiovasc Res. 2012 Apr 1;94(1）:144-53. doi: 10.1093/cvr/cvs024. Epub

2012 Jan 27.

Sun Q1, Kawamura T, Masutani K, Peng X, Sun Q, Stolz DB, Pribis JP, Billiar TR, Sun X, Bermudez CA, Toyoda Y, Nakao A.

http://cardiovascres.oxfordjournals.org/content/94/1/144.short

★腦部保護：經壓力所造成腦部缺血之傷害（2012年腦研究期刊）

Protective effects of hydrogen-rich saline in a rat model of permanent focal cerebral ischemia via reducing oxidative stress and inflammatory cytokines

於大鼠實驗：富氫生理鹽食鹽水可保護經由氧化還原壓力所產生永久性腦缺血

Brain Res. 2012 Nov 27;1486:103-11. doi: 10.1016/j.brainres.2012.09.031. Epub 2012 Sep 23.

Li J1, Dong Y, Chen H, Han H, Yu Y, Wang G, Zeng Y, Xie K.

http://www.sciencedirect.com/science/article/pii/S0006899312015375

★輕度創傷性腦損傷（2012年腦部研究期刊）

Hydrogen-rich saline protects against oxidative damage and cognitive deficits after mild traumatic brain injury

富氫生理食鹽水可防止氧化損傷和認知功能障礙於輕度創傷性腦損傷之後

Brain Res Bull. 2012 Sep 1;88(6）:560-5. doi: 10.1016/j. brainresbull.2012.06.006. Epub 2012 Jun 26.

Hou Z1, Luo W, Sun X, Hao S, Zhang Y, Xu F, Wang Z, Liu B.

http://www.sciencedirect.com/science/article/pii/S0361923012001487

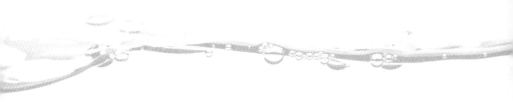

★創傷性腦損傷（2012年外科研究期刊）

Protective effects of hydrogen-rich saline in a rat model of traumatic brain injury via reducing oxidative stress

富氫生理食鹽水在創傷性腦損傷大鼠通過減少氧化壓力的保護作用

Journal of Surgical Research：Volume 178, Issue 1, November 2012, Pages e9–e16

http://www.sciencedirect.com/science/article/pii/S0022480411020464

★腦神經：緩和壓力所造成腦部之傷害（2012年神經科學期刊）

Hydrogen-rich saline alleviates early brain injury via reducing oxidative stress and brain edema following experimental subarachnoid hemorrhage in rabbits

飲用富氫生理食鹽水緩和經由氧化還原壓力導致腦水腫伴隨腦蛛網膜出血所造成腦部之傷害

BMC Neuroscience 2012, 13:47

Zong Zhuang1, Meng-liang Zhou1, Wan-chun You1, Lin Zhu1, Chi-yuan Ma1, Xue-jun Sun2* and Ji-xin Shi1*

http://www.biomedcentral.com/1471-2202/13/47/

★抗氧化功能：抑制活性氧的產生（2012年醫用氣體期刊）

Hydrogen-rich water inhibits glucose and α, β-dicarbonyl compound-induced reactive oxygen species production in the SHR.Cg-Leprcp/NDmcr rat kidney

在大鼠腎臟SHR.Cg-Leprcp/NDmcr，富氫水可抑制葡萄糖及 α，β-二羰基化合物引發產生的活性氧

Med Gas Res. 2012; 2: 18.

Published online Jul 9, 2012. doi: 10.1186/2045-9912-2-18

Masanori Katakura,#1 Michio Hashimoto,#1 Yoko Tanabe,1 and Osamu Shido1

Author information ▶ Article notes ▶ Copyright and License information ▶

http://www.biomedcentral.com/content/pdf/2045-9912-2-18.pdf

★頸動脈球囊損傷：（2012年動脈粥樣硬化期刊）

Hydrogen-rich saline prevents neointima formation after carotid balloon injury by suppressing ROS and the TNF-α/NF-κB pathway

富氫生理鹽食鹽水可通過抑制ROS和TNF-α/NF-κB途徑防止新生內膜所形成頸動脈球囊損傷

Atherosclerosis. 2012 Feb;220(2):343-50. doi: 10.1016/j.atherosclerosis.2011.11.002. Epub 2011 Nov 11.

Qin ZX, Yu P, Qian DH, Song MB, Tan H, Yu Y, Li W, Wang H, Liu J, Wang Q, Sun XJ, Jiang H, Zhu JK, Lu W, Huang L.

http://www.sciencedirect.com/science/article/pii/S0021915011010719

★皮膚皺紋生成：抵禦UVA射線與第一型膠原蛋白的生成和降低氧化壓力（2012年光化學期刊）

Hydrogen-rich electrolyzed warm water represses wrinkle formation against UVA ray together with type-I collagen production and oxidative-stress diminishment in fibroblasts and cell-injury prevention in keratinocytes

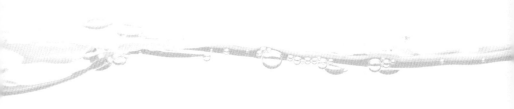

於細胞纖維化傷害：電解富氫溫水可抑制皺紋形成並抵禦UVA射線與第一型膠原蛋白的生成和降低氧化壓力

J Photochem Photobiol B. 2012 Jan 5;106:24-33. doi: 10.1016/j.jphotobiol.2011.09.006. Epub 2011 Oct 20.

Kato S1, Saitoh Y, Iwai K, Miwa N.

http://www.sciencedirect.com/science/article/pii/S1011134411002193

★血液鹼化：（2012年Mayo臨床醫學期刊）

Serum alkalinization and hydrogen-rich water in healthy men

在健康男性血清鹼化和富氫水

Mayo Clin Proc. 2012 May;87(5）:501-2. doi: 10.1016/j.mayocp.2012.02.008.

Ostojic SM.

http://www.ncbi.nlm.nih.gov/pmc/articles/PMC3498110/

★視網膜（2012年眼睛實驗研究期刊）

Hydrogen-rich saline protects retina against glutamate-induced excitotoxic injury in guinea pig

富氫生理食鹽水可以保護天竺鼠視網膜抗谷氨酸誘導的興奮毒性損傷

Experimental Eye Research：Volume 94, Issue 1, January 2012, Pages 117–127

http://www.sciencedirect.com/science/article/pii/S0014483511003915

★一氧化碳中毒（2013年急救醫學期刊）

Effects of Hydrogen-rich Saline on Rats with Acute Carbon Monoxide Poisoning

富氫生理食鹽水對大鼠急性——氧化碳中毒效果

J Emerg Med. 2013 Jan;44(1）:107-15. doi: 10.1016/j.jemermed.2012.01.065. Epub 2012 Aug 14.

http://www.sciencedirect.com/science/article/pii/S0736467912006737

★血管功能障礙（2012年生化藥理期刊）

Chronic hydrogen-rich saline treatment attenuates vascular dysfunction in spontaneous hypertensive rats

慢滴富氫生理食鹽水用於處理減緩大鼠血管功能障礙自發性高血壓

Biochem Pharmacol. 2012 May 1;83(9）:1269-77. doi: 10.1016/j. bcp.2012.01.031. Epub 2012 Feb 9.

http://www.sciencedirect.com/science/article/pii/S0006295212000780

★紫外線B輻射的損傷（2012年生化醫學期刊）

Hydrogen – rich saline protects against ultraviolet B radiation injury in rats

富氫生理食鹽水可以防止紫外線B輻射於老鼠損傷的保護作用

Journal of Biomedical Research：Volume 26, Issue 5, September 2012, Pages 365–371

http://www.sciencedirect.com/science/article/pii/S1674830112600530

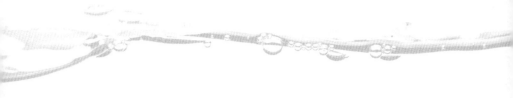

★睪丸缺血再灌注的損傷（2012年泌尿醫學期刊）

Protective Effects of Hydrogen Rich Saline Solution on Experimental Testicular Ischemia-Reperfusion Injury in Rats

富氫生理食鹽水有效保護對實驗老鼠睪丸缺血再灌注的損傷

The Journal of Urology：Volume 187, Issue 6, June 2012, Pages 2249–2253

http://www.sciencedirect.com/science/article/pii/S0022534712001115

★高血壓（2012年分子細胞生化期刊）

Chronic hydrogen-rich saline treatment reduces oxidative stress and attenuates left ventricular hypertrophy in spontaneous hypertensive rats

大鼠慢滴富氫生理食鹽水可減少氧化壓力和減緩左心室肥大之自發性高血壓之治療

Mol Cell Biochem. 2012 Jun;365(1-2）:233-42. doi: 10.1007/s11010-012-1264-4. Epub 2012 Feb 18.

http://link.springer.com/article/10.1007/s11010-012-1264-4

★腦血管痙攣（2012年神經科學期刊）

Beneficial effect of hydrogen-rich saline on cerebral vasospasm after experimental subarachnoid hemorrhage in rats

富氫生理食鹽水有利影響對大鼠實驗性蛛網膜下腔出血後的腦血管痙攣

J Neurosci Res. 2012 Aug;90(8）:1670-80. doi: 10.1002/jnr.22739. Epub 2012 May 15.

http://onlinelibrary.wiley.com/doi/10.1002/jnr.22739/abstract?deniedAccessCustomisedMessage=&userIsAuthenticated=false

★聽力損失（2012年神經科學期刊）

Hydrogen-rich saline alleviates experimental noise-induced hearing loss in guinea pigs

富氫生理食鹽水減輕天竺鼠噪音實驗引起的聽力損失

Neuroscience. 2012 May 3;209:47-53. doi: 10.1016/j.neuroscience.2012.02.028. Epub 2012 Feb 22.

http://www.sciencedirect.com/science/article/pii/S0306452212001716

★盲腸結紮穿孔導致膿毒症之老鼠（2012年外科醫學期刊）

Hydrogen-rich saline reverses oxidative stress, cognitive impairment, and mortality in rats submitted to sepsis by cecal ligation and puncture

盲腸結紮穿孔導致膿毒症之老鼠：富氫生理食鹽水逆轉老鼠氧化壓力，認知功能障礙及死亡率

J Surg Res. 2012 Nov;178(1）:390-400. doi: 10.1016/j.jss.2012.01.041. Epub 2012 Apr 1.

http://www.sciencedirect.com/science/article/pii/S0022480412000625

★外傷引起的急性胰腺炎（2012年外傷急症護理期刊）

Hydrogen-rich saline reduces the oxidative stress and relieves the severity of trauma-induced acute pancreatitis in rats

富氫生理食鹽水降低老鼠氧化壓力，舒緩外傷引起的急性胰腺炎

J Trauma Acute Care Surg. 2012 Jun;72(6）:1555-61. doi: 10.1097/TA.0b013e31824a7913.

http://journals.lww.com/jtrauma/Abstract/2012/06000/Hydrogen_rich_saline_reduces_the_oxidative_stress.19.aspx

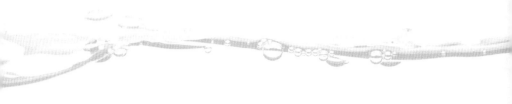

★糖尿病勃起功能障礙（2013年泌尿醫學期刊）

Protective Effects of Hydrogen-Rich Saline Against Erectile Dysfunction in a Streptozotocin Induced Diabetic Rat Model

富氫生理食鹽水有效保護老鼠鏈佐黴素（Streptozotocin）引起的糖尿病勃起功能障礙

J Urol. 2013 Jul;190(1）:350-6. doi: 10.1016/j.juro.2012.12.001. Epub 2012 Dec 5.

http://www.sciencedirect.com/science/article/pii/S0022534712058120

★細菌敗血症（2013年外科醫學期刊）

Effects of hydrogen-rich saline treatment on polymicrobial sepsis

富氫生理食鹽水處理對多種細菌敗血症的影響

J Surg Res. 2013 May;181(2）:279-86. doi: 10.1016/j.jss.2012.06.058. Epub 2012 Jul 7.

http://www.sciencedirect.com/science/article/pii/S0022480412006191

★減緩氣道重塑（2013年歐洲醫藥期刊）

Hydrogen-rich saline reduces airway remodeling via inactivation of NF-κB in a murine model of asthma

富氫生理食鹽水可降低小鼠氣喘氣道重塑當經過NF-κB不活化處置時（細胞核因子活化B細胞κ輕鏈增強子是一種控制DNA轉錄的蛋白複合體）

Eur Rev Med Pharmacol Sci. 2013 Apr;17(8）:1033-43.

http://www.europeanreview.org/wp/wp-content/uploads/1033-1043.pdf

★人體內消耗氫分子之估算

Estimation of Molecular Hydrogen Consumption in the Human Whole Body After the Ingestion of Hydrogen-Rich Water

人類飲用富氫水後於體內消耗分子氫之估算

Akito Shimouchi M.D., Ph.D., Kazutoshi Nose, Mikiyasu Shirai, Takaharu Kondo

Oxygen Transport to Tissue XXXIII

Advances in Experimental Medicine and Biology Volume 737, 2012, pp 245-250

http://link.springer.com/chapter/10.1007/978-1-4614-1566-4_36

國家圖書館出版品預行編目資料

健康離子水：水素水／張明玉／主編，-- 初版 --
；－新北市：新BOOK HOUSE，2017.09
　　面；　公分
　　ISBN　978-986-94329-9-3　(平裝)
1.水　2.健康法

411.41　　　　　　　　　　　　　　　106009852

健康離子水：水素水

張明玉／主編

〔出版者〕　**新** **BOOK HOUSE**

　　　　　　電話：(02) 8666-5711
　　　　　　傳真：(02) 8666-5833
　　　　　　E-mail：service@xcsbook.com.tw

〔總經銷〕聯合發行股份有限公司
　　　　　新北市新店區寶橋路235巷6弄6號2樓
　　　　　電話：(02) 2917-8022
　　　　　傳真：(02) 2915-6275

印前作業　東豪印刷事業有限公司

初版一刷　2017年9月